保健師必携

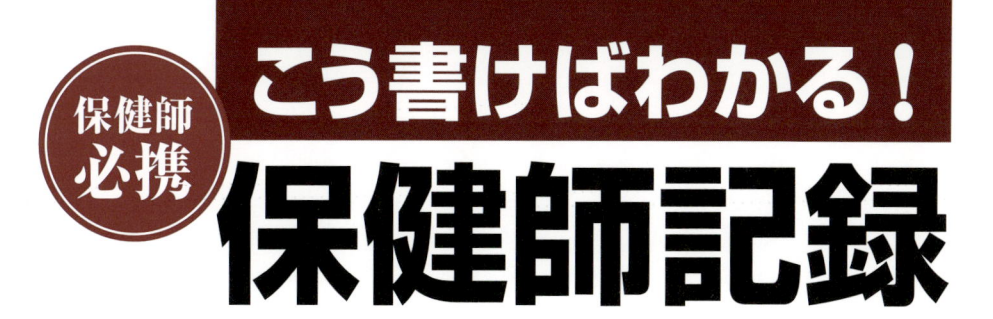

こう書けばわかる！
保健師記録

長江弘子 ／ **栁澤尚代**
亀田医療大学教授　　公衆衛生看護記録研究会代表

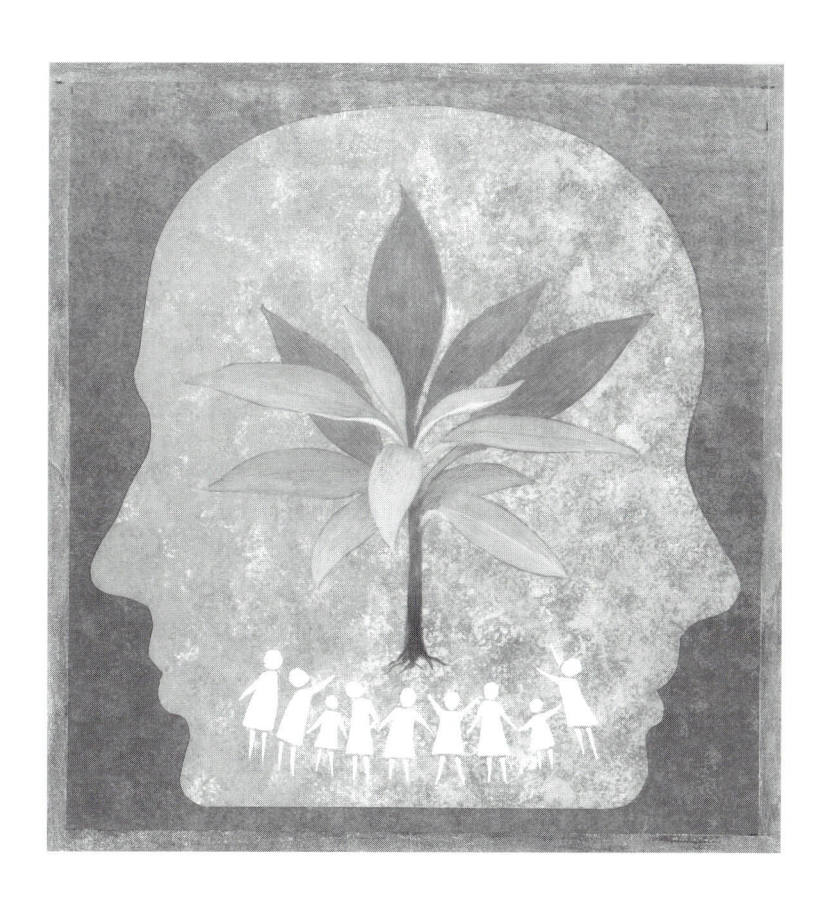

医学書院

●著者紹介

長江弘子
栃木県足利市に生まれる。
1983年聖路加看護大学卒業後，聖路加国際病院公衆衛生看護部で病院の継続看護に携わる。病院と地域とをつなぎ自宅で，家族とともに最期まで生きることを支える看護に没頭した。看取ること，介護することが家族にとってどんな意味をもつのか考えるようになる。1995年日本赤十字看護大学大学院在学中，訪問看護ステーションに勤務。一人暮らしの高齢者の暮らしにふれ，老いと障害とに向かい合いながら自分らしく生きる姿に感動。医療に依存しないケアの難しさと生き方や暮らし方を支える尊さに看護の本質を学んだ。学位取得後1998年より現職にいたる。趣味は旅行。忘れられない風景はハワイ島マウナケア山頂のスバル天文台で見た雲海から上る美しくも輝く太陽。

栁澤尚代
愛知県常滑市に生まれる。
東京都荒川区と渋谷区の保健所で長年保健師として働く。
就職後，土曜会との出会いから事例研究のおもしろさを知る。特に70年代の結核患者の妊娠出産など患者自身の「自己決定」をタブー視することなく，自由な雰囲気で語りあえたことが大きな財産。こうした実践での学びから，多様な視点を持つ支援の豊かさを実感したいと願うようになる。
1998年東洋大学大学院で教育学修士課程修了。学位取得後，日本赤十字武蔵野短期大学専攻科，新潟青陵大学，三重県立看護大学，岐阜大学，茨城キリスト教大学などで公衆衛生看護学の教育に携わる。趣味は山登り。高校生のころより山歩きの魅力を感じ，四季折りおりの自然を楽しむ。好きな風景は，夏の夕暮れ時の縁台での夕涼み。

保健師必携　こう書けばわかる！　保健師記録

発　行	2004年4月15日　第1版第1刷Ⓒ
	2023年11月1日　第1版第10刷
著　者	長江弘子　栁澤尚代
発行者	株式会社　医学書院
	代表取締役　金原　俊
	〒113-8719　東京都文京区本郷1-28-23
	電話　03-3817-5600（社内案内）
印刷・製本	三美印刷

本書の複製権・翻訳権・上映権・譲渡権・貸与権・公衆送信権（送信可能化権を含む）は株式会社医学書院が保有します．

ISBN978-4-260-33341-2

本書を無断で複製する行為（複写，スキャン，デジタルデータ化など）は，「私的使用のための複製」など著作権法上の限られた例外を除き禁じられています．大学，病院，診療所，企業などにおいて，業務上使用する目的（診療，研究活動を含む）で上記の行為を行うことは，その使用範囲が内部的であっても，私的使用には該当せず，違法です．また私的使用に該当する場合であっても，代行業者等の第三者に依頼して上記の行為を行うことは違法となります．

JCOPY　〈出版者著作権管理機構　委託出版物〉
本書の無断複製は著作権法上での例外を除き禁じられています．複製される場合は，そのつど事前に，出版者著作権管理機構（電話03-5244-5088，FAX 03-5244-5089，info@jcopy.or.jp）の許諾を得てください．

まえがき

　日本では1994年の薬害エイズ問題を契機に，診療情報の開示に向け社会的な関心が高まり活動が活発化しています。国民に開かれた医療が求められる現在，診療情報の提供，診療記録の開示の必要性は，もはや自明の理といえます。

　行政機関においても，1999年5月「行政機関の保有する情報の公開に関する法律」(情報公開法)が改正され，自治体ごとの情報の一層の公開が図られています。そのため，保健師はその記録で「自己コントロール権・アクセス権の認知を高める」ことと，住民に対する行政の「説明責任」の2つの視点から，役割が問われているといえます。すなわち，行政では「住民利益の重視」「専門職によるケアの効果の公開」「情報の活動評価への活用」などが，今後求められる保健師記録の重要な要素であることを示唆しています。つまり，保健師記録の開示は，その前提に保健師が行うケアの質の保証があり，標準化したケアと継続したケアを目的に行うものです。さらに，活動の基盤を支える理念や原理として，住民と制度について議論し，住民自らのサービスメニューの考案や，サービスの利用手続きの容易な方法の提案を受け，利用者の意向を促進することが必要となるでしょう。そのことは，インフォームド・コンセントの理念や自己決定の原理を生かすことでもあります。

　保健師記録に関する自主勉強会は，「情報開示に向けて保健師の記録を考えたい」という現場からの提案を契機に，1999年10月に始まりました。当初の目的は，精神保健相談ケースや訪問ケースの情報開示に耐えうる保健師の記録の書式や書き方を考えることでした。しかし，いざ始めてみると保健師記録が抱えるさまざまな課題に突き当たりました。その課題とは，記録の書き方そのものに関することと，行政の記録管理システムに関する2つでした。

　これらの問題に対し，どこで誰が対策を立てるのかは明確ではありません。また，「保健師記録に問題がある。改善の必要性がある」と多くの保健師が認識しているにもかかわらず，現場で改善の取り組みをしているところは，まだほんの一部にすぎません。記録に関する教育については，現場での教育研修がないばかりではなく，保健師の基礎教育で使用されるテキストにも保健師記録を体系立てて解説したものは見当たりません。

　このように保健師の記録に関しては，個々の記録内容の質とともに，記録管理システムにも課題があります。しかし，いずれにしても保健師1人ひとりが努力して「保健師活動が見える記録」を記すことがまず必要であり，それが「情報開示に耐えうる記録」となるでしょう。また，保健師の日常的な活動を同僚や他職種

に効率よく伝えることは保健師の業務であり，記録の改善は責務です。情報開示は1つの契機にすぎないのです。そこで，私たちの自主勉強会では，新しい記録様式や記録システムの開発ではなく，まず「1人ひとりの保健師が日常の業務のなかでできること」「明日の実践に役立つ記録の書き方の工夫」を考えていくことにしました。それは保健師記録の目的を再確認し，その目的から翻って保健師活動をどう記録するかを見直す作業であり，保健師活動の質向上と発展のために記録の質を向上させようとするものだと考えています。

この本では，基礎編，実践編，展開編と3部にわけて保健師記録について考えていきます。基礎編では，情報公開の基本的考え方を理解し，何のための情報提供か，保健医療福祉の専門家としての責務は何か，行政サービスのあるべき姿を問いかけます。そして，情報公開と個人情報保護の観点を織り込み，保健師記録のガイドラインを紹介します。実践編では，読者1人ひとりが書く技術を高めることができるよう，記録を書くときのポイントを整理し，それをガイドに使いながら日常の活動のなかで実際に活用できるアイディアを紹介したいと考えています。さらに，演習問題や具体的な記録のモデル例も提示しています。また，展開編では，記録の保管管理の実態から文書管理について再考し，記録改善の方法や実践例を提示しました。最後に付録では，私たちが考案したさまざまな記録様式例を添えました。

この本を読むことで，情報開示に関連した時代や社会の動向を知り，その基本理念や目的などを理解するだけではなく，個人の書く技術の向上と記録管理システムの2つの課題を認識していただければ幸いです。本書が記録の見直しに活用できるとともに，住民に示せる実践をめざす保健師1人ひとりが成長し，自信に満ちた活動ができることを願っています。

本書は『保健婦雑誌』の連載「こう書けばわかる！ 保健婦記録(2002年1月～2003年3月)」を再構成し，大幅に加筆してまとめ出来上がりました。連載は記録研究会の斉藤夕子さん，福田千里さん，櫻井秋葉さん，酒井昌子さん，薹有桂さん，大森純子さん，加藤典子さん，服部愛子さんの多大なご協力で世に出すことができたものです。

心よりお礼を申しあげます。

2004年2月

著者ら

目次

まえがき……… iii

基礎編1　記録の開示経緯と基本的な考え方……… 2

- 個人情報保護と情報公開法に関する経過……… 2
  OECD 8原則を契機とした法制化の取り組み… 4
- 我が国の情報開示に関する経緯……… 4
- 住民の利益が情報開示の条件……… 5
- 行政機関での情報開示と保健師活動……… 6
- 情報開示で保健師の記録はどのように変わるのか……… 7

基礎編2　保健師記録のガイドライン……… 10

- 保健師記録の位置づけ……… 10
  保健師記録の法的位置づけ…11／業務上の位置づけ…14
- 記録の定義……… 15
  意義と目的…15／構成要素と分類…19／記録様式と記載内容…21
- 情報開示に対応した文書管理のあり方……… 22

実践編1　保健師の思考過程をPlan/Do/Seeで書く……… 26

- 保健師記録は実践の根拠……… 26
  保健師の視点を他職種,多機関へ伝える必要性…26／保健師記録で成果を示す重要性…26／地域の特性に合った記録様式の必要性…27
- 書き方の枠組みとしてのPlan/Do/See……… 27
- Plan/Do/Seeと保健師記録の基本コンセプト……… 29
- Plan/Do/Seeで書くときのポイント……… 30

実践編2　良い記録を書くための条件……… 33

- 記録の中核は「対象者の生活とニーズを記す」こと……… 33
- 論理的でわかりやすい記録を書く……… 34
- わかりやすい記録の書き方……… 34
  観察したことと自分の意見を区別して書く…34／客観的に書く＝再現性がある：読み手が同じものをイメージできる…35／否定的な表現を書くときは,その根拠を明確にする：対象に否定的なレッテルを貼らない…36／保健師が見たこと聞いたことを区別して書く…38／文章は簡潔・明快・明確に書く…40／順序良く,まとまりをつけて書く…40／対象者の反応や合意事項と今後の計画を記載する…41
- 論理的な文書を書くための構成……… 41
  接続詞で文と文の関係を示す…41／書く前に戦略を練る…42

実践編3	**精神障害者のインテーク面接の記録**

情報収集とアセスメントを記録する………44

- ●精神障害者の記録の傾向………44
- ●現場でありがちな相談記録―どこが問題か………45

記録の目的は明確か…45／他の保健師に伝えたいことは明確か…45／事実と意見は区別できているか…47／客観的に記されているか…48／実践の根拠となる事実は記されているか…49／実践に対する対象者の反応は記されているか…50／保健師の意図や今後の見通しは記されているか…50／Plan/Do/Seeのつながりはあるか…50

- ●基礎情報用紙と経過記録に分けた初回面接の記録のポイント………51

インテーク用紙に基礎情報を整理する…51／Plan/Do/Seeで思考過程が見える経過記録を書く…53／書き始める前に：記録に記す概要を明らかにする…53／Plan：主張を根拠づける情報を客観的に記す…54／Do：保健師の実践を記す；実践とは情報提供，助言・指導，他機関連絡などである…54／See：保健師の実践に対する対象者の同意や反応を記す…56／書き終えたら：記録全体を評価する…56

実践編4	**虐待を疑う母子訪問記録**

情報収集とアセスメントを記録する………59

- ●虐待を疑う母子の訪問記録の難しさ………59
- ●SOAPノートで書く電話相談の記録のポイント………60
- ●Plan/Do/Seeで書く記録のポイント………62

保育園への訪問により得られた情報をさらに活用する…62／家庭訪問を記録にまとめる…63／書き始める前に：記録に記す概要を明らかにする…65／Plan：主張を根拠づける情報を，客観的に記す…67／Do：保健師の実践を記す；実践とは情報提供，助言・指導，他機関連絡などである…67／See：保健師の実践に対する対象者の同意や反応を記す…68／書き終えたら：記録全体を評価する…68

実践編5	**連携・協働を促進するツールとしての記録**………70

- ●児童虐待事例を多職種で共有する記録………70

会議録で示す基本情報を吟味する…70／基本情報シートに記載する内容…71／会議録には事実の確認と合意した支援の方向性を明記する…75／記録による情報の共有は連携のファースト・ステップ…77

- ●長期化した精神障害者事例を保健師間で共有する記録………78

サマリーは支援過程をつづる…78／サマリーの目的と内容…79／サマリー作成のポイント…84

実践編6	**地域の多様なグループを記録する**………86

- ●グループ支援記録における意義と課題………86

グループ支援は保健師の専門性を描き出す…86／多様なグループ支援は，保健師が意識しないと記録できない…86／具体的な記載項目はどうするの？…87／グループの目的を表現することから，書くポイントは決まる…87

- ●保健師活動のねらいで分類する3つのタイプのグループ………88
  どんなグループがあるか，分類してみよう…88／グループをタイプ別に見た保健師のねらい…88

実践編7　グループとしての成長をねらった支援記録………92

- ●タイプ1：住民活動型グループ………92
  住民活動型グループの特徴…92／住民活動型グループ活動を記録するポイント…92
- ●タイプ2：課題解決型・啓発型グループ………94
  課題解決型・啓発型グループの特徴…94／課題解決型・啓発型のグループ活動を記録するポイント…95／まとめ…99

実践編8　グループ療法を活用した支援記録………101

- ●タイプ3：治療支援型グループ………101
  治療支援型グループの特徴…101
- ●グループの企画・運営を記すグループ記録………102
  グループ記録のポイント…102／グループダイナミクスの観察ポイントが記載する事業企画・運営評価のポイント…105
- ●参加目的の成果を示す個人記録（グループメンバー記録）………106
  デイケア参加が決まるまでのプロセス：多様な個人的背景と記録のポイント…106
- ●グループ療法導入の継続・終了評価記録（サマリー）………109
  評価記録（サマリー）を記録するポイント…109
- ●3種類の記録を連動させよう………112

展開編1　情報公開法と個人情報保護制度の基本的な考え方………114

- ●情報公開法施行に強化された説明責任の重さ………114
  カルテ開示と保健師記録…114／インフォームド・コンセントと情報開示…115
- ●地方自治体による情報公開制度および個人情報保護制度の例………116
  情報公開制度…116／個人情報保護制度…118

展開編2　記録の管理………120

- ●記録管理の実態から見えること………120
  記録の作成…121／記録の管理・保管…121／記録の廃棄…122
- ●記録のシステムづくりの課題とガイドライン………123

展開編3　行政評価に日々の実践記録を役立てるために……125

- ●求められている保健師の活動評価………126
- ●保健師の活動実績を記録で示す………127
  保健師活動を評価する2つの視点…128

展開編4	**記録の改善へのステップ**………131

- ●保健師活動の実践を明示する必要性………131
- ●保健師の判断や支援行為を示す共通言語をもつことが課題………132
  保健師活動を伝える…132／活動の質の標準化…132
- ●記録は保健師の判断を根拠づける………133
  観察したこととは…133／判断とは…133／保健師の判断を示す意義…134
- ●PACDサイクルを活用して，組織で記録改善に取り組もう………135
  保健師記録を現場で共有しよう…138
- ●記録改善の実践例………138

付録1	**看護記録様式の紹介**………141

- ●記録様式によって何が変わるの？………141
  経時記録…142／POS…142／フォーカスチャーティング…144／POSとフォーカスチャーティングはどこが違う？…144

付録2	**付録様式のフォーマット例**………148

- ●精神保健
  基本情報記録…148／経過記録…149／サマリー…150
- ●母子保健
  基本情報記録…152／経過記録…153／会議用基本情報記録…154／会議録…156
- ●グループ支援
  グループ活動報告書…157／グループ活動支援記録…158／デイケア記録（グループ記録）…159／デイケア記録（個人記録）…160／デイケア記録（参加継続・終了の評価記録）…161

あとがき………163
索引………165

表紙・本文デザイン／菅谷貫太郎　　表紙・扉絵／長江　宏

基礎編

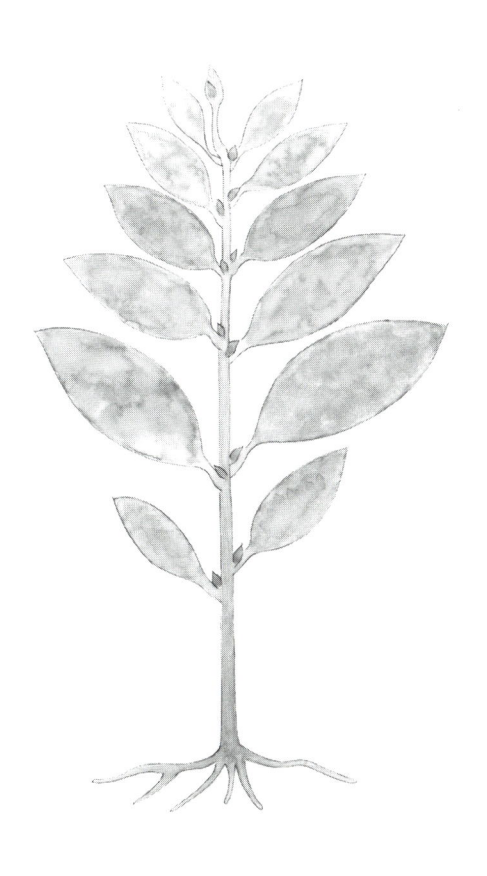

基礎編 1

記録の開示経緯と基本的な考え方

個人情報保護と情報公開法に関する経過

　わが国において，医療情報とりわけカルテに関する開示は，社会的ニーズが高い状況です。しかし，いまだ開示法制定には至っておらず，医師会（1999.2），国立大学病院（1999.2），都立病院（1999.10）などによる各々の指針に基づいて，医療機関が自主的な開示[1]を行っているのが現状です。さらに，個人情報保護条例や情報公開条例（公文書公開条例）を制定している地方自治体の公立医療機関も，開示を行っているものの，各機関の指針に基づく職業倫理などに任されており，効力の及ぶ範囲や強制力の点でも不十分との指摘もあります[2]。

　医療機関の診療情報開示については，表1に示すとおり，1994年以後さまざまな検討会が開催され，各職能団体・公的医療機関から提言やガイドラインが示されています。一方，行政機関では1999年5月に「行政機関の保有する情報の公開に関する法律」（情報公開法）の改正が行われ，自治体ごとの情報の一層の公開が図られています。東京都では2000年に新たな情報公開制度をスタートさせ，都民の制度利用の促進を図っています。さらに，全国に先駆け2001年9月に「都保健所における保健婦・士相談記録について」を発表するなど，保健師記録の記載要領を示唆し，記録の管理に関する取り組みも始めています。

　こうした動きを受け，看護記録開示に向けた日本看護協会などの職能団体や行政の動き，および情報公開の流れとその背景を考えたいと思います。そのうえで，保健師記録の法的な位置づけを確認し，保健師記録における情報開示の現状と開示に向けた基本的考え方を整理したいと思います。

　なお，診療記録とは，診療録，手術記録，麻酔記録，各種検査記録，検査成績表，X線写真，助産録，看護記録，そのほか診療の過程で患者の身体状況や病状などについて作成・記録された書面・画像が含まれています（日本医師会「診療情報の提供に関する指針」）。また，その開示とは，患者が診療記録の開示を求めた場合に，原則として診療記録そのものを示していくこと（医療審議会中間報告），もしくは，患者など特定の者に対して診療記録などを見せる（閲覧），写しを交付する（謄写），閲覧・謄写させる，これらに代えて要約書を交付すること（日本医師

会「診療情報の提供に関する指針」)などと定義されています。さらに看護記録とは,「看護過程の実施を証明するものである」(現厚生労働省看護課)とされています。

情報開示の経緯とその背景を,以下に整理してみました。

表1 個人情報保護と情報公開法に関する経過

年月日	経過(太字:国内の動き)	内容
1958年	英国「公共記録法」	医療情報は基本的に行政文書である
1974年	米国「プライバシー法」	プライバシーの保護は,憲法で保障される個人の基本的権利
	スウェーデン「データ法」	
1977年	西ドイツ「連邦データ保護法」	欧州では個人データの国外処理を制限。この結果,地球規模の通信網を有していた米国と利害が対立
1978年	フランス「データ処理・ファイルおよび個人の諸自由に関する法律」	
1980年	経済協力開発機構「プライバシー保護と個人データの国際流通についてのガイドラインに関する理事会勧告」(OECD 8原則)を採択	米国企業と欧州企業との利害の対立を調整 プライバシー保護に関する国際的なコンセンサスとなっており,欧米諸国ではこの原則に従い,国内的な個人情報保護制度を整備している国が多い
1982年	カナダ「プライバシー法」	
1984年	英国「データ保護法」	データの保護8原則を制定
1994年	**医薬品による健康被害,薬害エイズ問題により診療情報への関心高まる**	診療情報開示に関する社会の動きが活発化する
1995年	EUが自己情報コントロール権を進展 EU指令(EU加盟国は個人情報保護法の整備を義務づけられた)	
	インフォームド・コンセントのあり方に関する検討会開催	
1996年11月	**国民医療総合政策会議中間報告**	患者本人に対する診療情報提供は,医師などが適切な説明を行い患者に理解を得るよう努めるとともに,患者へのレセプトによる情報提供や,診療録(カルテ)に記載された内容の情報提供といった課題に取り組む必要がある
1997年	**医療法改正**	インフォームド・コンセントの重要性が盛り込まれた
	ドイツ「マルチメディア法」	
	21世紀の国民医療(与党医療保険制度改革協議会)	医療内容の説明不足など国民の医療に対する不安や不満を解消し,国民が安心できる医療提供体制を確立することを提言
1998年	英国「データ保護法」改正	医療情報の保護,アクセスに関する内容
	「カルテ等の診療情報の活用に関する検討会」報告書(厚生省)	看護記録を含む診療情報の開示と法制化を提言
1999年2月	**国立大学付属病院における診療情報の提供に関する指針(ガイドライン)**	
	診療情報の提供に関する指針(日本医師会)	
	医療審議会で看護協会が意見表明	法律に看護記録を含む診療記録を明記し,患者の自己決定の権利を保障する必要性がある
5月	**行政機関の保有する情報の公開に関する法律(情報公開法)**	国民主権の理念に基づき立法
7月	**「医療供給体制の改革について」(医療審議会中間報告)**	医療における情報提供の推進が盛り込まれる
10月	**都立病院における診療情報の提供に関する指針(東京都)**	
2000年4月	**診療報酬改定**	診療録管理体制加算の創設
5月	**日本看護協会が看護記録の開示に関するガイドライン策定**	
2001年6月	**都保健所における保健婦・士の相談記録に関するガイドライン作成**	
2001年9月	**都保健所における保健婦・士の相談記録に関するマニュアル作成**	
2003年5月	**個人情報保護法**	

■ OECD 8原則を契機とした法制化の取り組み

　1960年代後半，アメリカではコンピュータの発達と社会への普及から，個人情報の濫用の危険性が認識されはじめ問題化したため，1974年にプライバシー法を制定し，行政機関による情報の収集，保有，利用および公開を規制しました。これにより，個人は「自己に関する記録の収集，保有，利用または公開に関する決定権」「自己に関する情報が，その承諾なしに，取得された目的以外の目的に使用され，提供されることを防止する方法」が与えられ，「自己に関する情報に対してアクセスし，その全部または一部のコピーを入手し，そのような記録を訂正すること」が認められるようになったのです[3]。こうした法律の制定は他国に影響を与え，**表1**のように先進諸国の法整備に拍車がかかりました。

　その後，地球規模での通信網が発達し，さらに企業が多国籍化するなかで各国の利害の調整が必要となり，OECD（経済協力開発機構）は「プライバシー保護と個人データの国際流通についてのガイドラインに関する理事会勧告」(1980年)を採択しています。ねらいは情報の自由な流通を促進することでしたが，プライバシーと個人の自由の保護に関して，収集制限の原則，データ内容の原則，目的明確化の原則，利用制限の原則，安全保護の原則，公開の原則，個人参加原則，責任原則の8原則を定めています。このように，欧米諸国では1995年のEU（欧州連合）指令に基づく加盟各国の国内法の条件整備により，個人情報をめぐるグローバルスタンダードが形成されつつあるのです[3]。

　日本ではOECDの勧告を契機に，行政管理庁が本格的に検討するために研究会を設置し(1981年)，8原則に対応した内容の「行政機関に保有する電子計算機に係わる個人情報に関する法律」(1988年)を制定しています。しかし，この法律は，「適応が電子計算機上の個人情報に限られ，手作業処理情報が含まれない」「ハイセンシティブ情報（病歴・治療歴などの医療機関情報，教育情報，宗教・イデオロギーなどに関する情報）に関する規定がない」などの課題が指摘されてきました。

　一方，地方公共団体でも，電子計算機の導入を契機に，1970年代より住民記録ファイルの収集・保管・利用する個人情報の保護規定の条例化が始められています。こうした動きは，国レベルの法律に比較し，徹底した個人情報保護が特徴とされ，条例化が都道府県や自治体レベルで進んでいます[3]。

我が国の情報開示に関する経緯

　日本での情報開示に関する法的整備は，90年代なかば以降に本格化しました。「インフォームド・コンセントのあり方に関する検討会」(1995年)，「第三次医療法改正」(1997年)にはインフォームド・コンセント（十分な情報を得たうえでの患者の選択・拒否・同意）の理念が導入され，患者に対する診療情報の提供，地域住民に対する医療機関の情報の提供が図られました[3]。さらに，1996年7月に出された報告書「医薬品による健康被害の再発防止対策について」では，血液製剤がエイズを急増させたことによる健康被害への対策として，患者の求めに応じたカル

テなど診療記録の開示を前向きに検討すると述べられています。

　これらの動きをふまえ，1998年に「カルテ等の診療情報の活用に関する検討会」報告書が現厚生労働省から出され，看護記録を含む診療記録の開示と法制化が提言されました[1]。このなかでは，診療情報を提供する必要性の根拠として，医療従事者，患者の信頼関係の強化，情報の共有による医療の質の向上，個人情報の自己コントロール権（自分の情報を自分でコントロールする権利）があげられ，患者の権利に配慮し，かつ柔軟な対応が必要であることが示唆されています[4]。

　また，1999年に改正された医療法は，医療提供の理念に「医療の受け手との信頼関係重視」をあげ，医療関係者の責務として「医療提供における適切な説明と患者の理解」を得ることを基本的な考え方と位置づけています。日本看護協会のガイドライン[1]でも，医療における患者の人権擁護，とりわけインフォームド・コンセントの推進が，医療従事者と患者の信頼を築く根幹であり，今日の医療にとって重要な課題となっていると情報開示の推進と法制定の必要性を述べています。日本看護協会は記録開示に向け，①開示を前提とした看護記録の内容，作成，保存および情報提供に関する指針の作成，②看護記録の作成および保存を保助看法で規定すること，③開示を前提とした記録作成の教育の実施，④看護記録の電子化，を具体的な提言としています。

　このように，診療情報開示に関する社会や人々のニーズは，前述した海外からの影響に日本独自のエイズ問題や医薬品による健康被害も加わって，高まってきたと考えられます。

住民の利益が情報開示の条件

　1991年11月に「ヘルスケア記録へのアクセスに関する法律1990」が施行された英国では，1992年に英国看護・助産・訪問看護中央審議会（UKCC）が「看護記録およびその管理の基準」[5]を発表しました。ここでは，記録とその管理を支える原則が以下の9項目にまとめられています（**表2**）。

表2　記録とその管理を支える原則

1. 記録は，第1にその記録の対象者である患者あるいはクライエントの利益およびケアに役立つよう，またケアの提供，疾病の予防，健康の増進を容易にするためのものである
2. 出来事の正確な発生順序，あらゆる重要なコンサルテーション，アセスメントの観察，決定，介入と結果を明らかにする
3. 記録とその管理は，ケアの本質的で欠くことができない活動であるが，それに時間をとられて実際のケアがおろそかになってはならない
4. わかりやすく，明確であること
5. 記録の内容は出来事が発生した際，あるいはそのすぐあとに記載される事実と観察などである
6. ヘルスケアチームのメンバー間の効果的なコミュニケーション手段および安全とケアの継続性を提供する
7. プラクティショナーのケア上の任務が果たされていることを示す
8. 記録管理のシステムは未許可のアクセスおよび機密性を侵すものを排除する
9. 基準，監査，質の保証のモニタリング，および訴えに対する調査が容易にできるような方法で作成する

英国看護・助産・訪問看護中央審議会「看護記録およびその管理の基準」より

つまり記録の開示は，その前提にケアの質確保があり，安全なケアと継続したケアを目的に行うものなのです。行政では，住民利益の重視，専門職によるケアの効果の公開，情報の活動評価への活用などが，今後求められる記録の重要な要素であることを示唆しています。さらに，活動の基盤を支える理念や原理として，住民と制度について議論し，住民からサービスメニューの提案や，サービスの利用手続きの容易な方法の提案を受け，利用者の意向に沿ったサービスを行うことが必要となりましょう。そのことは，インフォームド・コンセントの理念や住民自身の自己決定の原理を生かすことでもあります。診療情報の「自己コントロール権・アクセス権の認知などを高める」という視点[6]は，情報が調べやすく，利用しやすく，わかるように住民に示されることが重要であることを強調するものです。

行政機関での情報開示と保健師活動

保健師活動における情報開示の現状を考えてみますと，保健師記録の開示事例は少なく，今後，事例を積み重ねることで具体的な対応も明らかになると考えられます。知る範囲でのいまの状況を，目的別に「情報の共有化」「本人の利益擁護」「行政の責任追及（権利義務）」に分け，まとめました（表3）。なお，情報開示の手続きは，組織的な決定によってなされるものです。

情報の共有化は，保健・福祉・教育・警察などが公文書として有する情報を，行政機関間でサービスを効率化する目的で共有化することです。この場合，所属上司の許可を文書で得て，保健師が作成した相談対応記録が他機関への開示文書

表3 保健師が関係する情報開示の分類

目的	情報の共有化	本人の利益擁護	行政の責任追及（権利義務）
開示内容	公的機関の情報	請求者・本人の言動の証言	行政の対応経過 サービス内容 行政施策のあり方 保健師の言動（怠慢・説明不足など）
請求者	保健・医療・教育・福祉・警察など関連分野	①本人（行政サービスを受けた当事者） ②当事者以外（第三者）	①本人（行政サービスを受けた当事者） ②当事者以外（第三者）
適応例	捜査・調査 サービスの効率化	家裁調停 財産分与 嫌疑の払拭	介護保険の認定 難病や慢性疾患などの医療費助成・手当 障害者認定に関する決定不服申し立て
対象となる文書	診断書 申請・受理・審査・措置に関する文書 相談対応記録	経過記録や生活支援記録の経過 相談対応記録	本人の診断書や措置決定書
具体的事例	●老々介護の殺傷事件で，捜査上の証拠として活用された ●不審者による殺傷事件で犯人特定のために，精神相談記録の閲覧を求められた。しかし，開示しなかった	●遺言状の効力に関して，家族から痴呆症状の程度をめぐって，情報を求められる ●家庭裁判所の調停で親権をめぐって，母親の虐待の嫌疑を晴らすための情報を求められた	●難病認定の病名が異なるため，認定されなかった ●窓口で制度の説明が不十分でサービスを申請できなかった

となるのです。具体的な事例では，老々介護に伴って起きた殺傷事件で，捜査上の状況証拠として保健師記録が開示されています。

また，本人の利益擁護では，遺言状の効力をめぐって家族から痴呆の程度について情報の開示を求められた事例，家庭裁判所での親権の帰属をめぐる判断に，母親の虐待の状況に関する情報が求められた事例があります。これらは本人の利益擁護，つまり，財産分与に関する真意の把握や嫌疑の払拭が目的であり，そのために，本人の言動を証言するものとして保健師の情報が求められていると解釈されます。

行政の責任追及（権利義務）は，住民の権利として行政の責任を追及するため情報が開示される事例です。たとえば，介護保険制度の認定や難病・慢性疾患の医療費助成の決定への不服申し立てなどがこれに当たります。この場合，記録から「必要な制度が活用できなかったのは保健師が情報を提供しなかったからだ」と断定するのは難しいのです。そのため言動から，その保健師の対応の適切性や一貫性，公人としての信頼性や公平性などが問われますが，どこまで誰が責任の負える範囲なのかを明確にすることは困難です。制度を適応される過程で公平な判断がされ，手続きの納得や理解を得るためには，必要な情報提供と住民自身が望む自己決定をサポートする説明責任がいっそう求められます。

今後，情報開示判例の分析により，保健師記録の評価が現場にフィードバックされ，記録の改善に生かされることが望まれます。

情報開示で保健師の記録はどのように変わるのか

従来の保健師の相談記録は，開示を前提として書かれたものではありません。そのため，記録の書き方や内容は，明快性・簡潔性・一貫性を欠いているとの指摘が多くあります。さらに，相談記録は公文書として位置づけられているにもかかわらず，その質の管理は職場や個人に任され，記録の目的，方法，活用，評価などの合意された原則事項も少ないのが現状でした。

折しも情報開示時代を迎え，東京都は2001年9月にマニュアル[7]を作成しました。この保健師を対象にした初めてのマニュアルは，保健師活動の質を向上させる記録のあり方を「相談記録を適切に作成・管理・活用すること」とし，記録管理のシステム化を明確に打ち出しています。記録内容に関しては，保健師の事実に基づいたアセスメントが重視されており，保健師の思考過程や判断がわかる記録という視点から，記録作成時の質が規定されているのです。確かに，従来の記録では「なぜこのような判断をしたのか，結論になったのか」という過程がみえない内容が多くみられました。小林[4]は「過程に責任を負うためにも，いかなる過程であるかを明らかにできることが前提である」と，思考過程や判断内容の記述を促しています。さらにマニュアルでは，相談記録の記録項目を具体的にあげて内容の標準化を図っており，相談記録サマリーや引継記録一覧表の新たな書式も提案されているなど，記録の質の向上と同職種間の連携（継続看護）推進のねらいがみてとれます。

また記録の管理については，東京都文書規則（平成11年12月東京都規則第237号）に示されている「公務により作成したものは都の保有する文書である」を適応し，保健師の作成する文書は「資料文書」と「秘密文書」として取り扱うとしています。さらに，文書作成・収受の際には，文書管理台帳へ登録することが義務づけられ，組織的文書としての位置づけが鮮明になっているのです。とくに，従来職場の裁量に任されていた記録管理は，台帳と特定の管理責任者専任によるシステムを導入し，相談記録の作成から廃棄までの徹底管理を図っています。こうしたシステムは，個人情報の保護の重要性を組織的に位置づけ，かつ職員の意識を喚起する意味で意義ある方法であると考えます。

　さらに記録の活用では，行政の説明責任と活動の評価のため，「相談記録は保健師の活動評価の貴重な資料」と位置づけています。これらは保健師記録に関する最も新しい提言といえるでしょう。つまり，はじめて情報公開を前提とし，かつ住民の利益を重視して記録のあり方を検討したものとして，このマニュアルは評価できるのです。

　情報開示で保健師の記録はどのように変化し，また，どのような対応が必要であるかを以下にあげてみました。

　看護師の記録に詳しい岩井[6]は，「診療情報の積極的提供はインフォームド・コンセントに基づく新しい医療を行うことであり，看護師にも書き方と言うよりは，現象を概念化する能力，解釈・分析する能力，その結果を根拠にした行為が問われている」と述べています。さらに，保健師記録を情報開示が可能なレベルにするには，「住民の利益を守るためのもの」という記録に対する意識の転換が必要であり，保健師の自覚と責任に基づいた公文書としての質の高さが求められるのです。

　記録は活動を映し出す鏡であり，保健師自身の実践能力を反映するものです。

表4　開示に対応した保健師記録の考え方

【住民の権利を保障する】
1. 保健師自身の，相談記録開示の目的・意義の理解を促進する
2. 以下の内容を実現する
    ・インフォームド・コンセントの理念
    ・自己決定の原理に基づく保健医療
    ・自己情報コントロール権，アクセス権
3. 記録を活用する対象が，住民を含めて拡大され，かつ情報へのアクセス権は住民自身にあることを認識する

【保健師記録の質を保障する】
4. 記録の内容は，事実に基づいたアセスメントや保健師の思考過程・判断根拠，対象の反応や結果をまとめることが必要である
5. 記録の活用に関しては，行政の説明責任の資料や保健師活動の評価として使用される
6. 保健師記録に関する研修を行い，より質の高い記録をめざさなければならない
7. 保健師記録は，文書規定に定められ，公文書として住民情報の保護の観点から作成・管理・廃棄が行われる
8. 職場内のすべての職種で，相談記録の作成・管理・活用に関する目的を共有し，記録管理システムを維持する

新たな情報公開時代にふさわしい保健師記録を生み出すために，自分の記録を振り返り，上司や同僚から批判や意見をもらうことで直面する問題に気づき，現実的な対応策が見いだせるかもしれません。さらに，自治体での組織的なシステムを確立することで，活動とその成果を活用する方向性が見いだせるかもしれません。いずれにしても，情報公開が保健師の記録を見直し，その質を向上させるきっかけになることは間違いなさそうです。

【引用・参考文献】
1）社団法人日本看護協会：看護記録の開示に関するガイドライン，2000.
2）西田和弘：社会保障(特に医療)にかかわる個人情報の保護・開示・活用．海外社会保障研究，(133)：3-11，2000.
3）石村善治・堀部政男：情報法入門．pp81-88，法律文化社，1999.
4）小林洋二：「診療記録開示」と患者の権利擁護．看護，51(13)：39-42，1999.
5）英国看護・助産・訪問看護中央審議会(UKCC)／岩井郁子・大西和恵(訳)：看護記録およびその管理の基準．看護，51(13)：49-55，1999.
6）岩井郁子：カルテ開示時代の看護記録をどう考えるか．看護管理，9(7)：502-507，1999.
7）東京都総務部地域保健課：東京都保健所における保健婦・士の相談記録に関する記載マニュアル．2001.

基礎編 2

保健師記録のガイドライン

保健師記録の位置づけ

　そもそも保健師記録とはなんでしょうか？ 誰が，いつからそう呼んだのか，いったいそのような記録とは何を指すのか？ 保健師記録には，どの書類までが含まれるのでしょうか？ そして，何が書かれるべきことなのか，内容の規定もなければ，その要件も規定がないというのが現状です。

　保健師記録として，少なくとも「家庭訪問などの相談記録」「計画・実施の要約記録（サマリー）」「母親学級・デイケアなどの事業実施記録」「健診個人カード」は，共通に認識されることではないでしょうか。

　このように保健師が，日常的に扱っている記録はたくさんあり，個別的な支援計画にかかわる記録のほかに，業務管理に関する記録を第一線の保健師が記載しています。さらに，属する機関，部署，職位の独自な機能に応じた書類，国，都道府県，市区町村という単位で必要とされる書類もあります。

　行政機関における文書規定は，地方自治体の条例で定められています。では，保健師が記載するこれらの記録は，文書規定に明示されて，公文書として位置づけられているでしょうか。記録の位置づけは，所属する組織や職種で規定されています。

　現在のところ，看護記録に関してまとめたもの，いわゆる記録のガイドラインは3種類あります。それは，①病院看護記録（看護記録の開示に関するガイドライン，日本看護協会，2000.5）[1]，②訪問看護記録（訪問看護情報提供に関するガイドライン，日本訪問看護振興財団，2001.7）[3]，③保健師記録（都保健所における保健婦・士の相談記録について，東京都衛生局総務部地域保健課，2001.9）[4]です。【基礎編2】では，これらの記録に関するガイドラインにならって，保健師記録のガイドラインを作成していきたいと思います。

　ここで言うガイドラインは，記録の情報公開にむけた保健師記録の法的位置づけや記録の書き方，記録の構成要素など記録の作成・保管・管理に関してまとめたものです。構成は日本看護協会が発行した『看護記録の開示に関するガイドライン』に準じて記しました。その目的は，保健師記録の公開に対応して，保健師

の支援記録の記載要領をガイドする一定の方法であると考えています。今後，各自治体で準備が進められるであろう記録のあり方の基本的なモデルを示すことを試みたものです。

■保健師記録の法的位置づけ

看護記録の法的位置づけについては，臨床の看護師（助産師以外）の記録は，「医療法施行規則」の施設基準，診療報酬の算定基準については，現厚生労働省通知「基本診療科の施設基準およびその届け出に関する手続きの取り扱いについて」（2000年）に記されています。しかし，看護職者が記録を記載する責任や具体的事項などの法的な規定はありません。それに対して保健師が記す記録物は，従事する事業の関係法規に規定され，その必要性が位置づけられています。さらに，法令の条文に記載されていない場合でも，社会の変化に伴う新しい制度や仕組みができたときには，詳細な内容が通達という形で示されています。

いくつか例示したいと思います。

まず，結核予防法では，第24条「結核登録票」に結核患者・結核回復者に関する記録の必要性が明記され，登録票（ビジブルカード）に記録する必要がある事項は省令で定めると記されています。省令では「登録年月日及び登録番号，住所，氏名，生年月日，性別，職業，世帯主氏名，届け出た医師の住所・氏名，病名，病状，保健所がとった措置の概要，生活環境その他患者又は回復者の指導上必要と認める事項」[5]と具体的な記録事項が示され，さらに移管，保存期間も定められています。

結核予防法（最終改正平成11年12月法160号）

［結核登録票］

第24条　保健所長は，結核登録票を備え，これに，その管轄区域内に居住する結核患者及び厚生労働省令で定める結核回復者に関する事項を記録しなければならない。

2　前項の記録は，第22条の規定による届出又は通報があった者について行なうものとする。

3　結核登録票に記録すべき事項，その移管及び保存期間その他結核登録票に関し必要な事項は，厚生労働省令で定める。

施行規則（全部改正昭和36年9月厚生令38号）

（結核登録票の記録事項等）

第15条　法第24条第3項に規定する結核登録票に記録すべき事項は，次のとおりとする。

一　登録年月日及び登録番号
二　患者又は回復者の住所，氏名，生年月日，性別及び職業並びにその属する

> 　世帯の世帯主の氏名
> 三　届け出た医師の住所（病院又は診療所で診療に従事する医師については，当該病院又は診療所の名称及び所在地）及び氏名
> 四　患者については，その病名，病状及び現に医療を受けていることの有無
> 五　患者又は回復者に対して保健所がとった措置の概要
> 六　前各号に掲げるもののほか，生活環境その他患者又は回復者の指導上必要と認める事項
> 2　保健所長は，結核登録票に登録されている者がその管轄区域外に居住地を移したときは，直ちに，その者の新居住地を管轄する保健所長にその旨を通報し，かつ，その者に係る結核登録票を送付しなければならない。
> 3　結核登録票に登録されている者について登録を必要としなくなったときは，保健所長は，その必要としなくなった日から2年間，なおその者に係る結核登録票を保存しなければならない。

　母子保健法では，条文のなかに記録に関する記載はないものの，厚生労働省児童家庭局長通達に記されています。たとえば，1995年の通達「地域母子保健事業の実施について」は，児童の処遇経過を示す書類として相談指導の経過などが確認できるよう，所定の様式を定めて記録を整備することを求めています。さらに，1996年の通達「母性，乳幼児に対する健康診査及び保健指導の実施について」には，「記録が本人の健康歴，地域社会の健康水準の判定及び乳幼児保健管理に資するよう配慮すること」とあります。また，通達「母子保健相談指導事業の実施について」では，「対象児童ごとに相談，訓練の内容を記録し，整理しておくものとする」と相談・指導票の記録保存を位置づけています。

母子保健法
●平成7年4月3日厚生労働省児童家庭局母子保健課長通達
育児等健康支援事業の実施について（最終改正平成12年6月2日）

> （略）
> 3　乳幼児の育成指導事業について
> （略）
> （2）④処遇経過等の記録の整備について
> 児童の処遇経過等に係る書類について相談指導の経過等が確認できるよう，所定の様式を定めて記録を整備すること。なお，個人のプライバシーに関する事項については，その取扱及び保護に十分留意すること。

● 平成8年5月10日厚生労働省児童家庭局長通達
乳幼児発達相談指導事業の実施について(最終改正平成12年4月4日)

> 別添　乳幼児発達相談指導事業実施要綱
> (略)
> 第五　相談・指導票の記録保存
> 第四の1及び2に掲げる事業については,以後の指導に資するため,対象児童ごとに相談,訓練の内容を記録し,整理しておくものとする。
> 　　※　第四の1：発達相談指導事業
> 　　　　　　　2：専門スタッフ派遣事業

● 平成8年11月20日厚生労働省児童家庭局長通達
母性,乳幼児に対する健康診査及び保健指導の実施について(最終改正平成12年4月5日)

> (略)
> Ⅱ　乳幼児の健康診査及び保健指導要領
> 第一　総則
> (略)
> 5　健康診査の結果及び保健指導の内容は,母子健康手帳及び母子の健康に関する記録票等に正確に記入し,本人の健康歴,地域社会の健康水準の判定及び乳幼児保健管理に資するよう配意すること。ただし,これらの資料について個人の秘密保持に十分留意すること。

● 平成10年4月8日厚生労働省児童家庭局長通達
乳幼児に対する健康診査の実施について(最終改正平成12年4月5日)

> 別紙　乳幼児健康診査実施要綱
> 第1　総則的事項
> (略)
> 6　事後指導等
> (2)事後指導においては,事後指導票を作成し,事後指導及び措置の内容について記載する。

　母子保健法と同様に「精神保健及び精神障害者福祉に関する法律」でも,1996年の通達「保健所及び市町村における精神保健福祉業務について」で,対象者ごとにケース記録を残し,継続的な相談指導業務で使用する旨が述べられています[6]。

> 精神保健及び精神障害者福祉に関する法律
> ●平成12年3月31日厚生労働省大臣官房障害保健福祉部長通達
> 保健所及び市町村における精神保健福祉業務について（最終改正平成12年3月31日）
>
> > 別紙　保健所及び市町村における精神保健福祉業務運営要領
> > 第一部　保健
> > （略）
> > 第三　業務の実施
> > （略）
> > 9　ケース記録の整理及び秘密の保持等
> > （1）相談指導，訪問指導，社会復帰指導その他のケース対応に当たっては，対象者ごとに，相談指導等の記録を整理保管し，継続的な相談指導等のために活用する。
> > 　本人が管轄区域外に移転した場合は，必要に応じ，移転先を管轄する保健所に当該資料等を送付して，相談指導等の継続性を確保する。
> > 　また，主治医からの訪問指導の依頼に対し，訪問先が当該保健所の管轄区域外であるときは，必要に応じて住所地の保健所に連絡するなど，適切な相談指導が確保されるよう配慮する。
> > （2）ケースの対応については，患者及び家族の秘密に関する事項の取扱いに十分注意する。
> > （3）なお，相談指導に当たっては，市町村，関係機関その他の関係者との連携に留意する。

　このように行政機関で働く保健師の記録は，従事する事業ごとに法令や通達でその根拠が明示されています。それゆえ，健診や相談事業およびグループ活動報告の記録類は各自治体の事業実績報告で活用され，事業の有効性やその効果を評価する資料ともなっています。保健師の記録は，行政施策の評価や住民ニーズにどう応えられているかの根拠を示すものとして重要なのです。

■業務上の位置づけ

　記録は業務内でどのように位置づくのでしょうか。看護記録の位置づけは，日本看護協会の業務基準によって位置づいています。その内容は，「看護実践の一連の過程の記録は，看護職者の思考と行為を示すものである。吟味された記録は，他のケア提供者との情報の共有や，ケアの継続性，一貫性に寄与するだけでなく，ケアの評価やケアの向上開発の貴重な資料となる。必要な看護情報をいかに効率よく，利用しやすい形で記録するかが重要である。」
と述べられています[7]。

　これに準じて保健師記録の業務上の位置づけは，以下のように表現できると考えます（表1）。

表1　保健師記録の業務上の位置づけ

- 保健師活動の一連の過程は記録される
  保健師活動の一連の過程の記録は，保健師の思考と行為を示すものである。吟味された記録は，他のサービス提供者との情報の共有やサービス・事業の継続性，一貫性に寄与するだけでなく，サービス・事業の評価や保健師活動の評価，及び質的向上の貴重な資料となる。必要な情報を効率よく，利用しやすい形で記録することが重要である

文献9）p.8より引用，著者一部改変

記録の定義

■意義と目的

　記録とは，その文字が示すように記して残すことです。記し残すことで情報を伝達するのです。保健師が考えたこと，行ったこと，知りえた情報を他の専門職や他の保健師に伝えるためにあります。それは，保健医療福祉サービスを一貫して継続して行い，サービスの質を維持するためにです。そのためには，サービスの受け手である住民の情報を共有する必要があるのです。つまり，表2のように記録の意義を表すことができます。

表2　記録の意義

記録とは，ある目的のために関連した情報を文字で伝達するコミュニケーション手段である。保健医療福祉の専門家がチームでかかわるため，住民の情報を正しく共有することが必要である

　この記録の意義を果たすために，記録は次の4つの目的をもっています。ここでは看護記録の目的に照らし合わせながら，記録の目的を保健師記録の立場で1つひとつ確認していきます。

【目的1】
保健活動を保健師および多職種と推進するための情報交換ツールである

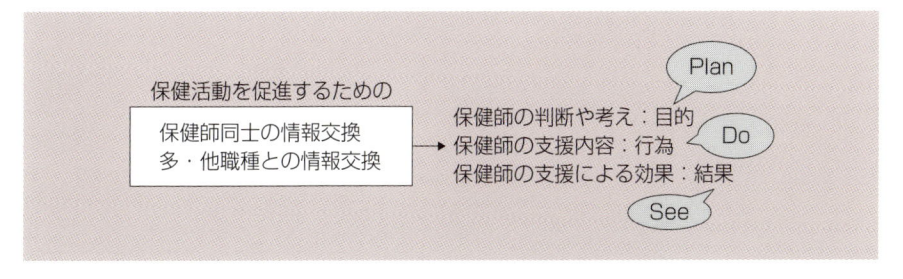

保健活動を促進するための
保健師同士の情報交換
多・他職種との情報交換
→
保健師の判断や考え：目的　Plan
保健師の支援内容：行為　Do
保健師の支援による効果：結果　See

　記録の目的の中核となるものです。記録は保健医療福祉チームの情報交換のツールです。その情報とは，保健師が何の目的で，何を観察し，何を判断して，何を実行したか，そして対象者はどう変わったか，その効果はどうであったかという一連の過程を示すことです。

つまり，記録は保健活動を促進するために保健師同士の情報交換，多・他職種との情報交換のために，保健師の判断や考え，知りえた情報：**Plan**，保健師の支援内容：**Do**，保健師の支援による効果：**See** という一連の思考過程を記述することなのです。

【目的2】
保健サービスの質を保証するための資料となる

> ①支援・対応内容が適切であったか：支援内容の妥当性
> ②保健師の支援・対応は基準を満たしていたか：最適正・最善性は維持されたか
> ③すべての人に公正に，どの保健師がかかわっても一貫していたか：公正性は保持できたか
> ④事業実施の報告・成果のための統計的実績を示す：効率性

記録とは実践過程そのものを記載することが中核的な内容です。書かれている内容で，実践が正確で的確であるかを判断できるものといえます。つまり記録は監査にも活用されます。監査基準に基づき実践を評価することができ，保健サービスの質を査定することも可能なものです。

保健師記録の場合も同じです。記録には，①支援・対応内容が適切であったかという「保健師の支援内容の妥当性」，②保健師の支援・対応は基準を満たしていたかという「最適正・最善性は維持されたか」，③すべての人に公正に，どの保健師がかかわっても支援は一貫しているという「公正性は保持できたか」，④事業実施の報告・成果のための統計的実績を示すことで「効率性は維持されたか，無駄はなかったか」などを示すことができなければならないのです。つまり，記録は保健サービスの質を保証するための資料として，書かれる内容には重要な意味をもっているのです。

【目的3】
・保健師記録は保健師活動の評価，実践活動の成果を蓄積する資料となる
・保健師教育，研究の資料となる

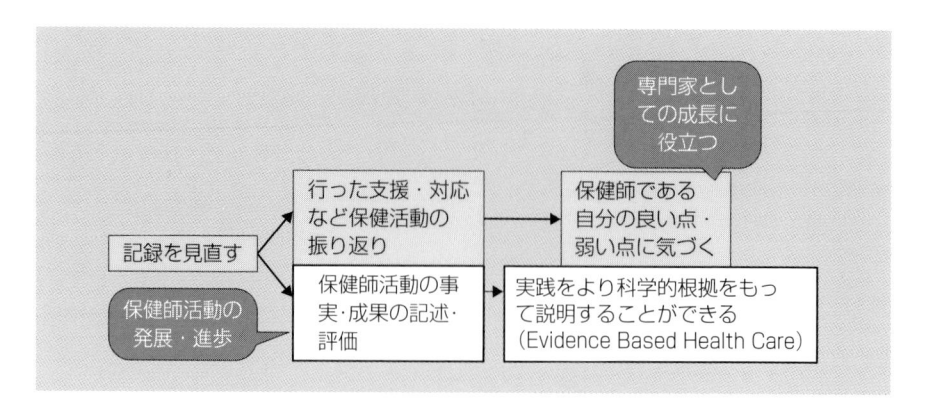

記録はそれ自体が学習教材として，あるいは実践の検証や実証として研究デー

タとしても活用できることです。なぜなら記録が実践の一連のプロセスを示すものであるからです。記録の見直しは，保健師だけでなく，事務職や他職種にとっても，その部門，組織にとって貴重な教育・研究資料となります。

　この教育と研究の資料という視点で整理すると，2つの方向があります。

　1つは，記録を見直し，行った支援・対応など保健活動の振り返りをすることで自身の専門家としての成長を促すということです。つまり，記録によって自分の良い点・弱い点に気づくことができ，実践の上で克服すべき課題が明確化するのです。このことは仕事へのコミットメントを高めるとともに，自分の課題克服は仕事への自信にもつながります。その意味で記録は新人教育や保健師は何を見るべきなのか，何を見ているのかを同職間で学びあう，確認しあうためにも活用できます。

　もう1つは，活動の発展・進歩に対し記録を活用して，活動の事実・成果の記述・評価を行うことに寄与することができます。それによって，実践をより科学的根拠をもって説明することができるようになります。まさにそれは Evidence Based Health Care という実践を生むことになり，個人の成長のみならず，保健学，あるいは地域看護学としての学問的発展や社会貢献を明らかにすることにもつながるのです。また保健師活動を多職種や管理者に説明する場合にも有効となります。すなわち記録とは実践が反映されるものだからです。

【目的4】保健行政サービスの適正実施を証明する公文書

> 保健行政の立場で保健師を法から守る記録
> サービスの受けてとしての住民の権利を守る記録

①保健行政としての説明責任
②情報提供者としての責務
③公的機関としての法的根拠・公平性に基づいたサービス提供など，これらの経緯や要件の適正さを証明する
④行政措置や緊急介入，調停や裁判の際の証拠となる公的文書となる

　記録は根拠ある実践活動の証拠です。町を守るのも住民を守るのも，保健師を守るのも記録です。診療録が裁判や訴訟として情報提供されることを考えますと，記録は実践の法的根拠として，①診療録，②診療に関する諸記録，③看護記録は重要な証拠です。とくに看護記録は24時間，経時的に書かれていますので法的に看護師を守っているともいえます。

　保健師記録はどうでしょうか？公文書といえるでしょうか。公文書とはその自治体の文書規定に明記されていることが条件です。皆さんの自治体では条例などに記されていますか？

　つまり文書規定として記録の作成・保管管理・破棄が決められているのです。まだ自治体ごとにさまざまな現状ですが，公文書としての役割は，保健行政サービスの適正実施を証明するものです。その要件は，①保健行政としての説明責任，②情報提供者としての責務，③公的機関としての法的根拠と公平性に基づいた

表3 保健師記録の定義

【定義1】保健師活動における実践の思考と行為の一連の過程を示すもの

1. 他職種と情報を共有する
2. 保健サービスの質を保証するケアの妥当性,継続性,一貫性を維持する
3. 教育・研究に資する
4. 保健サービスに関連した行為の法的根拠である

【定義2】所属組織(行政機関・教育機関・事業所産業)における公文書として位置づく記録である

1. 組織の文書規定に明記され,運用される
2. 組織の記録として作成・管理・廃棄される
3. 個人情報保護を遵守するものである
4. 行政評価に資する

サービス提供など,これらの経緯や要件を証明する,④行政措置や緊急介入,調停や裁判の際の証拠文書となります。これらの記載が適切に書かれることによって,記録は適正実施を保証し保健師を法的に守るものとなるのです。

以上のように,記録の目的を整理しました。この目的を果たすために,保健師が書く記録,つまり,保健師記録は**表3**のように定義することができます。

保健師記録の定義は,その記録の意義と目的を含んだ内容です。本来ならば,書かれるべき内容や構成も含めて定義されるべきものかもしれません。とくに保健師は行政機関に所属する職種ですから,その立場による特殊性は意識する必要があるでしょう。

病院の記録は大方どの施設でもあまり変わりはありませんが,行政機関はその制度や仕組みにより記録には差があります。用いる指標も,その自治体の主体性でゴールや目標も異なります。事業によっては,どのような職種と書き記すかによって読み手も変わってきます。

そうなりますと,現在の段階での詳細は私たちでは定義することができません。しかし,保健師記録が上記の目的4つであることから整理すると**表3**の【定義1】の項目は自ずと納得できると思います。

しかし,【定義2】は本書で初めて明らかにすることです。これはとくに保健師記録で強調したいことです。今後,自治体でさらに大きな課題となるでしょう。情報公開やそれに伴う開示請求が起こる前提は,住民との信頼関係です。つまり住民に信頼される保健サービスの質を維持するということに他なりません。それを保証するために記録は組織に位置づけられ,常に関係者の目にさらされ,監査され,組織共有が基本にならなければならないということです。記録は個人のものではありません。行政機関に所属する人が記したものは,それだけの責任があることを自覚しなければならなくなったのです。

その上で個人情報の保護と成果評価として活用できるような位置づけを,保健師記録の定義とし,その必要性を強調したいと思います。

■構成要素と分類

　まず，保健師の記録とはどういったものなのか，臨床の看護記録と比較しながらその特徴を整理していきたいと思います。看護記録の構成要素の概念は，日本看護協会の『看護記録の開示に関するガイドライン』に「基礎(個人)情報」「看護計画(療養計画)」「経過記録」の3要素があげられています(図1)。それにそって，保健師記録を基礎情報・計画・経過記録の3つの部分に分け，整理してみたものが表4です。

　臨床の看護記録は何らかの疾患をもった患者を対象としており，臨床の看護記録は個人の記録が基本です。それに対して保健師は，管轄するすべての住民が対象であり，個人，家族，グループや特定集団，地域全体と対象の大きさに幅があります。また健康レベルも，より健康な生活を送るための支援から，難病や精神疾患という慢性的な症状をもつ療養者への支援までを含んでいます。記録として

表4　保健師記録と看護記録の構成比較

保健師記録				看護記録
【対象】 ●対象は，すべての住民である。来談者が対象となる ●個人(家族)・集団・地域を対象とした記録がある ●健康レベルは健康な人から療養者まで幅がある 【記載者】 ●保健師が記載する 【位置づけ】 ●根拠法令に基づいた記録が指定されている(結核など) ●市区町村，都道府県，国への統計提出が義務づけられた公文書である			記録の対象　記載者　法的根拠	【対象】 ●対象は患者である ●入院/外来患者の個人記録である ●健康レベルは何らかの病気をもっている 【記載者】 ●おもな記載者は看護師である 【位置づけ】 ●医療法22条保険の診療記録として位置づいている
個人	グループ・集団	特定地域		既往歴：治療方針や症状の経過，受けた治療とその結果が重点 現病歴：現在の症状や徴候が中心である 保険請求に必要な保険の種類 家族背景
個人管理用の記録(ビジブルカード，母子カードなど) 生活歴や生育歴，家族，把握経路，自宅周辺地図 事例の経過および計画 日時，支援方法 来所者のニーズ 苦情やトラブルなど	活動日誌 参加者名簿と当日参加数，活動内容	事業概要 地域の成り立ち・環境 事業の沿革 地域の特性を示す疫学的データ 事業実績など	基礎情報	
個人の支援計画	健康教育などの計画 自主グループの企画案	事業計画・評価(年間)	計画	看護計画(療養計画：月間・週間ケア計画) 問題リスト
2号用紙を使用 経時的叙述的記録 個人の経過記録	母親学級，デイケアの活動日誌など(参加者・グループの様子)	日報，月報，台帳および各事業の年間活動実績	経過記録	入院・外来診療受診経過記録(経時的叙述的記録，SOAP，フォーカスチャーティングおよびフローシート，クリティカルパスなど) 検査データ記録 他科受診記録 医師の診断・診断記録

図1　看護記録の構成要素

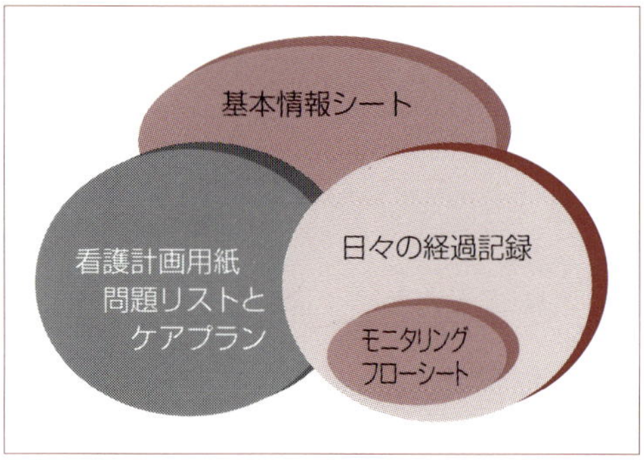

（図：基本情報シート、看護計画用紙　問題リストとケアプラン、日々の経過記録、モニタリングフローシート）

も，相談や家庭訪問での個人の記録，母親学級や機能訓練事業の実施記録（活動日誌），事業計画・評価，事業実績の記録まで，目的や対象が異なったさまざまな様式，種類が存在することがわかります。

これらの記録は目的に応じて，所属の管理職や上司，市区町村，都道府県，国までの提出先があります。また，個人記録といっても，来所者が要支援者本人とは限らず，家族や近隣の住民の場合もあります。

保健師が記載する記録の種類には多様な分類方法があります。**表4**に示した記録の構成要素で分類することもできますが，活動の対象や領域による分類や保健師の支援方法別，業務・運営管理の機能別などにも分類することができます。このように記録の分類の仕方によって活動の特色が見えてくると思います。すなわち記録は業務と連動しているからです。記録は必要な業務とともに位置づき，その目的に応じて内容が決まっているのです。だからこそ記録の整理の仕方で保健師業務の特殊性を示すこともできるのです。

表5に示した保健師記録の分類は，保健師が実際に使っている書式類をまとめ，整理したものです。皆さんの職場では，いかがでしょうか？　それぞれの組織で特徴のある記録があると思います。業務にどのように位置づくのか一度整理してみることをお勧めしたいと思います。

表5　保健師記録の機能別分類

【保健師活動の対象・領域別】
- 対象のサイズ
    - ①個人および家族　②集団　③地域
- 領域
    - ①母子保健　②精神保健　③成人・高齢者　④難病　⑤感染症・結核　⑥その他

【保健師の技術・機能別】
- 個別・集団支援技法
    - ①面接　②家庭訪問　③健康相談　④健康教育
- 組織運営・管理
    - ①地域診断・評価機能に関する記録
        （日報・月報・年報，事務事業評価，年間事業概要，保健計画書など）
    - ②連絡調整機能として他機関連携に関する書類
        （サマリー，会議録，事例検討会ケース記録など）
    - ③事業運営に関する記録
        （デイケア継続判定など）

表6 記録の記載内容

思考過程	記載内容	ポイント
Plan	①目的を明確にする ②情報を整理して記載する ③事実の確認をし，問題の構造を分析し明確にする ④保健師のアセスメントや判断を記載する	実践に関連する情報を目的に添って意図的に記述する 情報を吟味し，集約する
Do	⑤保健師の支援内容，すなわち，情報提供内容，指導・助言内容，他機関への紹介等を記載する	実践したことを記述する
See	⑥保健師の行った支援に対する対象者の反応（同意や拒否），決定したことを記載する ⑦支援計画を書く ⑧事業を評価する ⑨地域全体をアセスメントする	実践の評価を記載する

■記録様式と記載内容

　保健師記録には決まった記録様式はありません。多くの自治体では事業ごとの決まった記録様式を使っています。全国的に統一されているのは，結核予防法で定められているビジブルカード，母子健診事業などで使われている母子カードです。その様式や内容に若干の違いはありますが，基本的な情報と経過が書かれるように構成されています。

　基本的な記録の構成要素にあったように，保健師記録でも「基本情報用紙」と「経過記録」が主な要素としてあります。経過記録はもっとも柔軟性のある様式で2号用紙と呼ばれるものが一般的です。

　次に，記載内容についてですが，記録の果たす役割は，①記録により，他職種，他機関と情報共有し連携・協働を促進すること，②実践活動における思考過程を示すことの2つに大別されます。それゆえ，上記のような内容について，関連性をもって記載されることが望ましいと考えます（表6）。

　最後に記録記載における注意事項についてですが，基本的なルールといえるものが日本看護協会のガイドライン[1]で示されています。保健師記録でも準じて記載における注意事項として認識することとして示したいと思います。保健師記録

表7 記録で行うべきこと

1. 支援，相談，助言を行う前と記録する前によく読む
2. 問題点が支援されずに放置されていないか確認する
3. 支援後できるだけ早い時点で記録する
4. 患者の行動やことばを引用し，関連図や写真を用いるなど具体的に書く
5. 読みやすく，決められた様式で書く
6. 略語は施設で認められているものを使う
7. すべての記載に日付と時刻を記入する
8. 記載者は定められた形式で署名を行う
9. 訂正は2本線で，署名と日時を記載する
10. どのページも記入されているか確認する

文献9）p.154より著者改変

表8　記録で行ってはならないこと

1. これから行う訪問や支援内容を書かない
2. 実際に見ていない利用者の記録をしない
3. 意味のない語句，利用者への助言・指導や相談・観察に関係のない攻撃的な表現をしない
4. 利用者にレッテルをはり，偏見をもった記録をしない
5. 「〜と思われる」「〜のように見える」という曖昧な表現をしない
6. 施設で認められていない略語を使わない
7. イニシャルや簡略化した署名は用いない
8. 修正液や消しゴムでの修正や，間違いを削除しない
9. 鉛筆や，コピーでよく写らない青インクでの記載をしない
10. 記録の途中で行を空けない

文献9）p.154 より著者改変

表9　記録で注意深く行うべきこと

1. 利用者の態度や性格などについて否定的な内容の記述をするとき
2. 病状や診断，治療など医師の領域に踏み込んだ書き方をするとき
3. その他の利用者との信頼関係を損なう恐れのある事項を記載するとき

文献9）p.154 より著者改変

の立場に立って一部表現を修正しています。

この注意事項で大切なことはアンダーラインで示しました（**表7〜9**）。なかでもとくに重要なことは，曖昧な表現の使用や対象者への否定的な表現をするときです。そのときは，十分記載内容を吟味してほしいと思います。否定的な表現の記載は保健師自身が偏見や自分の価値観で相手にレッテルを貼ってしまうときと考えられます。この具体的な書き方については実践編で展開します。

情報開示に対応した文書管理のあり方

情報公開法の目的は，すでに述べたように第一義的には「行政機関の保有する情報の一層の公開を図ること」とし，その手段として，開示請求権のほかに不服申し立てと文書管理について規定しています。なかでも，文書管理規定は，情報公開法の37条（行政文書の管理）に行政文書の適正管理の責務の根拠規定として位置づけられ，文書の分類，作成，保存および廃棄に関する基準が定められています。

文書管理にかかわるガイドラインでは，行政文書は，組織としての管理が適切に行い得る専用の場所で保存するものとされ，保存の要件を専用の場所に保存する，組織的に管理するとしています。

廣田[8]は『文書管理ガイドライン』の著書のなかで，「保管場所とは文書及び図面については，事務室及び書庫の書棚であり，電磁的記録のうち電子情報については，共用の保管庫（フレキシブルディスク）であり，ホストコンピュータで保管されている磁気媒体又はサーバーの共用部分などである」と述べています。また，保存期間について，ガイドラインでは行政文書の最低保存期間基準で7つの

区分(30年/10年/5年/3年/1年/事務処理上必要な1年未満の期間/その他)を設けています。しかし，最終的には「行政文書の行政価値を斟酌しながら，担当者が第一次的に判断し，文書管理責任者である課長の決裁を得るという手順で行う」としています。さらに，記録類の保管システムとして，管理者，管理する記録類のリスト，保存方法，保存期間，廃棄方法についての合意が当面は急務といえます。

　今後，保健師が保有する文書に関しては，文書の特質や価値に応じて保存期間などを決定していくことが必要になってきます。

【引用・参考文献】
1）社団法人日本看護協会：看護記録の開示に関するガイドライン，2000．
2）長江弘子，ほか：歴史を振り返ると見えてくる保健婦記録の論点．保健婦雑誌，58(1)：62-71，2002．
3）財団法人日本訪問看護振興財団：訪問看護情報提供に関するガイドライン．2001．
4）東京都総務部地域保健課：東京都保健所における保健婦・士の相談記録に関するガイドライン．2001．
5）厚生省(監)：看護六法．pp459-472，新日本法規，1999．
6）門脇豊子・ほか：看護法令要覧―平成13年版．pp201-251，日本看護協会出版会，2001．
7）日本看護協会(編)：看護業務基準に関する検討報告書．日本看護協会出版会，1995．
8）廣田傳一郎：文書管理ガイドライン．第一法規，2001．
9）社団法人日本看護協会(編)：日本看護協会　看護業務基準集　2003年．日本看護協会出版会，2003．

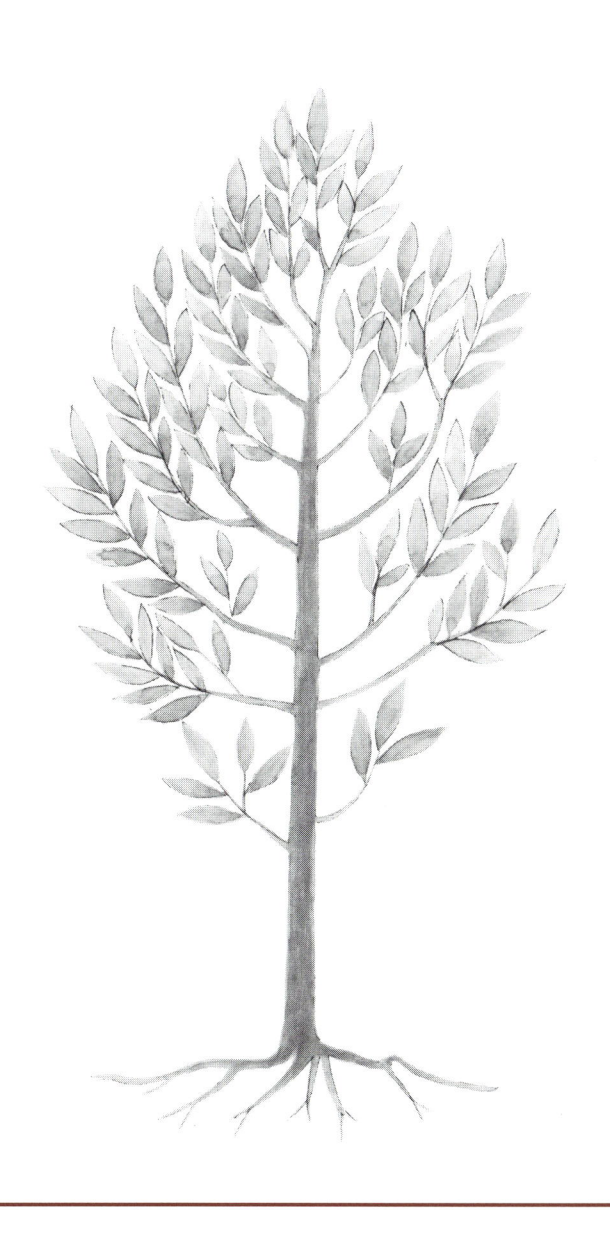

実践編

実践編 1

保健師の思考過程を Plan/Do/See で書く

保健師記録は実践の根拠

■保健師の視点を他職種，多機関へ伝える必要性

　保健と福祉の組織統合が進むなかで，保健から福祉にまたがる視野をもつ保健師の重要性はいっそう増しています。組織統合をネガティブにとらえている保健師も少なくないようですが，いま保健と福祉の統合を本物にするために，多くの人たちに保健師の視点を伝えることが求められているのではないでしょうか。

　そのような背景を考えても，保健師記録の質管理は重要な課題といえます。共通言語を用いて保健師活動を記すことは，職場での事例検討会や研修会で研鑽を積む必要があります。さらに，サービス提供プロセスとその効果を自治体という単位で共有するために，他職種と記録システムづくりに取り組むことも大切です。

■保健師記録で成果を示す重要性

　保健師記録については，これまでの歴史を振り返ってみても，「経過記録」に新たな考え方や様式を持ち込む取り組みはみられませんでした[1]。

　しかしこれからは，行政の責任として「情報開示」という新しい要請に応えなければなりません。活動を見直し，必要な予算を獲得するためにも保健師が根拠に基づいた活動を行っていることを，住民や他職種に示さなければならなくなったのです。いま保健師記録の質が問われていると思います。活動の評価や実践の根拠を，情報公開として住民に示してこそ保健師が必要とされるのです。かつて情報収集や観察によって住民の生活を見守ることが主だった時代から，得た情報や観察に基づいて最適な支援を実施し，その結果を評価する時代へと変わってきています。その変化に伴って記録の書き方が議論され，業務研修として保健師活動の評価や実践の根拠を示す記録の書き方が取り上げられるようになってきているのだと思います。

■ **地域の特性に合った記録様式の必要性**

　保健師の思考過程を確実に伝えるには，どのような記録様式が良いのでしょう。これは研修会場で私たちがよく質問されるものでもあります。「いまはPOSのSOAP形式で書いているが，自分たちが書きたいことが書けない」「病院とは違うから合わない」「書きにくいので，ほかに書きやすい記録様式はないか」という声に多く出会います。現場では，意外に2号用紙にSOAP形式で書いていることが多いようです。

　このように考えると，保健師記録に定まった様式がなく，保健師が「POSでは書きにくい」と感じていることがわかります。問題解決思考に基づくというPOSの特徴に慣れていないのであれば，SOAPで書くのは難しいでしょう。現場で記録について学習する機会がなく記録の研修を受けたとしても，臨床の看護記録の研修では保健師が日常的に実際に出会っている地域の現象に応用することは簡単ではありません。現在のところ，保健師の基礎教育でも，教科書にも書かれているものはありません。また，地域における実践を題材とした記録の書き方について，教育・訓練が現任教育として必要だといえそうです。地域の保健師活動に特有の記録の書き方を考える必要があります。

　看護の記録様式については日本看護協会の「看護記録の開示に関するガイドライン」[2]に代表的な3つの記録様式「経時記録」「POS」「フォーカスチャーティング」の特徴が示されています。本書ではそれぞれの長所・短所や記録例について，付録にまとめてありますので，参考にしてください。それによれば，記録様式には一長一短があります。

　どのような様式を採用するにしても，それぞれの特徴を生かして，ケース・バイ・ケースで思考を切り換える柔軟性が必要です。形にこだわり，型にはめて考えると本質を見失ってしまうことがあります。つまり，記録様式の使い方，書き方にこだわってしまうと，マニュアル的に方法の理解に終始してしまいがちです。その結果，できあがった記録様式がどうもしっくり来ないということはよくあります。それは，書き方のマスターがゴールになってしまうからです。保健師記録として重要なのは，記録様式ではありません。保健師活動の評価や実践の根拠を示すために，何を伝え，何を記すかをよく考えることにあるのです。

書き方の枠組みとしての Plan/Do/See

　記録様式は問題ではないといいましたが，一定の書き方がないと，どう書いていいかわからないのも現実です。そこで，保健師の思考過程を表す記録様式に，Plan/Do/See という枠組みを使うことを提案したいと思います。Plan/Do/See は思考プロセスを大づかみに表したものと考えています。保健師は，さまざまな健康レベルの対象者から，多様な価値観に基づいた支援内容を求められています。したがって，支援のターゲット，レベル，展開プロセスも複雑にならざるをえません。つまり，罫線だけの2号用紙にも整理して書くことができるような柔軟性

が保健師記録には必要です。そのため記録様式はできるだけ制約の少ないものであるほうが実用的だと思います。

そこで，看護記録の代表的な記録様式POSとフォーカスチャーティングの構成要素をPlan/Do/Seeの枠組みと比較してみます。**表1**に示しましたが，看護過程のステップをそれぞれ踏んでいることがよくわかります。言い方は違っても，問題解決過程を踏み，実践のプロセスをデータ収集から問題の明確化，計画立案，実施，評価，再アセスメントという一連の過程を含んでいます。つまり，記録様式とは思考過程を反映させているものだからです。

しかし，焦点化する問題状況の大きさや内容によって，POSかフォーカスチャーティングかは違ってきます。その意味では，保健師が取り上げる問題状況が多種多様であるためPOSもフォーカスチャーティングも利用可能なのです。また，改めて保健師活動の独自性や地域における展開に少しでもフィットする，なじみのある用語を用いて表現していくことが重要なのではないかと思います。つまり，保健師の思考過程を示すために特定の記録様式が必要なのではなく，重要なのは保健師が使いやすい呼び名と構成要素であり，保健師の視点や思考を展開しやすい書き方のルールを作り上げることなのです。そしてそれは，保健師のみならず，組織全体の記録システムとして作り上げていくことが必要なのだと思います。

さまざまな様式を含む保健師記録ですが，"書く要素"はある程度どの記録にも共通しているのではないかと思います。それを，Plan/Do/Seeに分けてまとめてみたものが【基礎編2】表6（p.21）です。こうしてみると，やはりPlan/Do/Seeは活動評価の一連の問題解決過程を示す，シンプルでわかりやすい基本的な要素で

表1　Plan/Do/Seeの枠組みと3つの記録様式との関連

	看護過程	保健師記録の基本要素	POS	フォーカスチャーティング
Plan	情報収集 アセスメント 問題の明確化 計画立案	①目的を明確にする ②情報を整理して記載する ③事実の確認をし，問題の構造を分析し明確にする ④保健師のアセスメントや判断を記載する	主観的情報（S）：主訴，住民が言ったこと 客観的情報（O）：観察したこと，状況の描写，事実 アセスメント（A）	フォーカス（F）：焦点をあてた「利用者の関心を示す言動」「重要な変化・状態」「保健指導上重要な事項」など データ（D）：利用者の情報，事実
Do	実施	⑤保健師の支援内容，すなわち，情報提供内容，指導・助言内容，他機関への紹介等を記載する	実施（I）*：SOAPの場合には「計画」に包括される	アクション（A）：保健師の行為のほか，判断，計画も含む
See	評価 再アセスメント	⑥保健師の行った支援に対する対象者の反応（同意や拒否），決定したことを記載する ⑦支援計画を書く ⑧事業を評価する ⑨地域全体をアセスメントする	計画（P）：評価や再アセスメントにあたる 評価（E）*：SOAPの場合には「計画」に包括される * SOAPIEの場合	レスポンス（R）：利用者の反応を示す事実

あることがわかります。そして，保健師のサービス対象は個人と家族，グループがあり，情報を共有するのは保健師，多職種，多機関となります。また活動評価は個々へのサービス効果とともに，地域に展開する事業としての効率性を含めた成果評価を行います。このような多様な展開をする場合でも活用でき，保健師が個から地域へと活動を発展させる視点を示す上でも有効な書き方であると思います。

Plan/Do/See と保健師記録の基本コンセプト

　Plan/Do/See で書く保健師記録は2つの基本コンセプトを含んでいます。1つは保健師の思考過程を示すことであり，2つめは連携・協働です。これは，記録がもつ本質的な目的であると同時に，これからの保健師活動は，1つの組織として他職種とともに活動していく方向にあるからです。保健師は，保健師同士，他職種や関係機関，そして住民とパートナーシップを育む立場にある，という点を記録のコンセプトとして考えていきたいと思います。

　書く要素として示した8つのポイントは，Plan/Do/See に当てはめると何を書くのかが浮かんできます。

　Plan は，①目的を明確にする，②情報を整理する，③事実を確認し，問題の構造を分析する，④保健師のアセスメントや判断を書く，という4つの要素が含まれます。これは「そこに何が起こっているのか」という問題の明確化であり，アセスメントそのものです。このアセスメントを意識しながら根拠づける事実を集め，組み立てるのです。保健師は「対象の生活のしづらさ」に焦点を当て，客観的な情報を集めて状況の根拠を示します。これは支援の方向性を示すもので，Plan として位置づくのです。

　Do は保健師が行った行為であり，⑤助言・指導，情報提供，説明したこと，紹介したことなど，具体的な支援内容です。

　See は，保健師が行った行為であり，支援に対する対象者の反応・結果を記載します。⑥保健師の対応に対する利用者の反応，意思の表明，同意したことを書く，⑦支援計画を書く，⑧事業を評価する，⑨地域全体をアセスメントする，が要素です。See は，実施した支援から生じた対象の反応を分析するものであり，今後の計画や必要な基盤整備など，保健師の思考を発展させる部分です。ここに保健師独自の判断や意図的なかかわりを表現するとよいのです。考えていることを言葉にする部分です。

　この Plan/Do/See の Do は保健師の主体的な部分ですが，Plan と See は事実や客観的情報から根拠づけることが必要な部分です。①〜⑨までがすべて揃わなくとも，Plan/Do/See の流れがみえると，記録はぐっとわかりやすくなるのではないでしょうか。

　とくに，先にあげた「家庭訪問などの相談記録」「計画・実施の要約記録」「母親学級・デイケアなどの事業実施記録」「健診個人カード」は Plan/Do/See の流れをみせやすいと思います。しかし業務管理，活動評価に関する記録では，どのよう

にすれば反映できるか，実際にその現場でどのような指標を評価に用いようとしているのか，検討してみることが必要です。

Plan/Do/See で書くときのポイント

　ここで書くときのポイントを整理したいと思います。Plan/Do/See の9つの要素を使って書くときのステップを示してみました。このステップでは，5段階のステップになっています（**表2**）。

　このステップでとくに重要なのは，＜記録を書く前に＞と＜記録を書き終えたら＞というはじめと終わりです。このステップでは，実際に記録を書くときを想定して手順化してみました。これは保健師記録の研修のなかの演習で，意図的に使っているものです。

　記録の内容を規定するだけでは，良い記録にはなりません。最も重要なのは，書く内容を書く前によく考えることから始まります。「何を書くか」が重要なのです。記録に残す内容を吟味するのです。そして書く内容を焦点化し，全体で Plan/Do/See のつながりをもつということが，大切なチェックポイントです（**表3**）。

　書く前に考えるということは少し慣れないことかもしれません。しかし，この記録で主張するもの，つまり「読み手に伝えたいことは何か」を考えることで，記録のまとまりとメッセージ性が，情報という事実に根拠づけられるのです。客観的な描写により再現性を持ち，論理的に伝達されるのです。このことにより，たくさんの情報から主張することに必要な情報が吟味され，より焦点化された記録となります。

　文字通り，長い，だらだらと書かれる記録，情報だけが羅列する記録を見直す手順だと思います。参考にしながら，実際に書いてみてください。

　実践編では，記録の見直しのチェックポイントや事例の訪問場面や面接場面でのストーリーをつかみながら，実際に記録を解説していきます。この Plan/Do/See の流れを保健師の思考過程として意識し，書き方のポイントを使って展開していきたいと思います。

表2　記録の5段階のステップ

記録を Ⅰ 書き始める前に：記録に記す概要を明らかにする
　　　 Ⅱ Plan：主張を根拠づける情報を，客観的に記す
　　　 Ⅲ Do：保健師の実践を記す；実践とは情報提供，助言・指導，他機関連絡などである
　　　 Ⅳ See：保健師の実践に対する対象者の同意や反応を記す
　　　 Ⅴ 書き終えたら：記録全体を評価する

表3 Plan/Do/See で記録を書くときのポイント

書き始める前に：記録に記す概要を明らかにする
- i. 記録の「目的」を明確にする
- ii. 記録に残したい「主張」を明確にする
  「主張」とは，記録で他の保健師に伝えたいことであり，家庭訪問，面接の結果，保健師が判断した内容や，今後の見通しである

Plan：主張を根拠づける情報を，客観的に記す
- i. 家庭訪問の目的や，他の保健師に伝えたいことにそった事実を整理する
- ii. 事実を内容ごとに分類する
- iii. 事実と意見を区別し，客観的に記す
- iv. 対象者の生活や考え方，価値観を表す事実を吟味し，選び出す
- v. 保健師の助言，指導，今後の見通しを，根拠づける事実が書かれているか見直す

Do：保健師の実践を記す（実践とは情報提供，助言・指導，他機関連絡などである）
- i. 目的に対応した保健師の言動や行為を記す
- ii. 保健師の実践の意図を記す
- iii. 保健師の言動を，要約あるいは必要に応じてそのまま記す
- iv. 保健師の実践を根拠づける事実が，Plan で書かれているか見直す

See：保健師の実践に対する対象者の同意や反応を記す
- i. 保健師の実践の評価として，対象者の反応や同意を記す
- ii. 対象者の言動を，要約もしくは必要に応じてそのまま記す
- iii. 今後の見通しや計画を記す
- iv. 今後の対象者とのかかわりの頻度，接触方法や期間などを記す
- v. 現在不明な点や，今後必要な情報収集の内容を記す

書き終えたら：記録全体を評価する
- i. 記録の目的は明確か
- ii. 他の保健師に伝えたいことは明確か
- iii. 事実と意見は区別できているか
- iv. 客観的に記されているか
- v. 実践の根拠となる事実は記されているか
- vi. 実践に対する対象者の反応は記されているか
- vii. 保健師の意図や今後の見通しは記されているか
- viii. Plan/Do/See のつながりはあるか

【引用・参考文献】
1）長江弘子,ほか：歴史を振り返ると見えてくる保健婦記録の論点.保健婦雑誌, **58**（1）：62-71, 2002.
2）社団法人日本看護協会：看護記録の開示に関するガイドライン, 2000.
3）特集「日本版フォーカスチャーティングを活用する——一歩差がつく実践編」. nurse date, **19**(10), 1998.
4）長江弘子：訪問看護ステーションにおける記録の現状と問題—日本における看護記録の変遷を踏まえながら.訪問看護と介護, **4**（9）：687-698, 1999.

実践編 2

良い記録を書くための条件

記録の中核は「対象者の生活とニーズを記す」こと

　記録の質は，保健師の実践活動のなかで，対象者のニーズをどのようにとらえ，何に着目したかを示すことにあります。その保健師の主張を明確に示すために，保健師が観察した事実で裏づけるのです。そしてその結果，助言・指導したことや面接で説明した内容，サービスを紹介したこと，他機関に連絡したことなど，保健師のいわば介入とをつなげることにあります。

　保健師は，住民の生活のありように着目し，アセスメントした生活状況を，必要な支援につなげる根拠として，生活の「どこ」に着目し，「どのような生活内容」で，だから「このように支援した」，あるいは「このような支援が必要だと考える」「今後このような計画で，この行為をもって，つなげる予定である」を記すことが大切です。

　保健師は，よろず相談によく対応します。「対象者は何に困っているのだろう」と対象者のニーズがどこにあるのかを探ることが目的であるような面接が，日常的にも多いのではないでしょうか。そんなとき，記録は「何を書くのか」に悩みます。一度きりの面接ではそう明らかなことがないということもあるでしょう。そんなときは，対象者の言動や行為に着目して，そこから考えられることをわかる範囲で，「何がわかり，何がわからないか」について，「わからない状況が何かがわかるように書く」ことが必要なのです。

　また，保健師の支援対象となる人々は，自分の生活として，疾病や障害と向き合っている人々でもあります。中島[1]は，生活の場を「世話と居場所の拠点となる場所」と位置づけ，「自然(環境)と感応し認識し合う場としての身または身体があるところ」「ライフ・システムとしての存在を根拠づけている場」と概念化しています。つまり生活の場とは，対象者がその人であるために欠かせない要素だといえます。

　保健師の生活を記す視点は，対象者を生活者として成り立たせている状況に着眼し，「個人」「人と人」「人と社会や自然との関係性」の各レベルで繰り広げられる営みそのものと，その背景を記すことにあるのです。つまり，保健師のアセス

メントは「生活」や「地域」という文脈でとらえることが大切です。つまり，対象者の社会的な文脈，たとえば置かれた状況や環境，さらには当事者の価値観や生きてきた歴史を基準にした生活のしづらさをアセスメントするものであり，それはとりもなおさず保健師の介入支援の方向性を導き出す根拠とするものです。

どのように書けば，このような保健師の着目点が記録に反映できるでしょうか？　この項では，誰にでもわかりやすく読める，言いかえれば，読み手がその場面をイメージできる記録の書き方の，具体的なポイントについて進めていきたいと思います。

論理的でわかりやすい記録を書く

良い記録を書くには，専門職としての判断形式にそった思考能力と，その表現能力が求められます。そのためには，専門職間で共有する共通言語の共通理解が不可欠であり，さらに具体的な共通の書式と書き方のルールが必要です。たとえば，田中[2]は，良いカルテの条件として，①標準化された書式で，どこに，何が書かれているか，誰にでもすぐわかるように書く，②情報を直接収集し，整理して書く，③診断・検査・治療計画の根拠と理由を明確に示して書くの3点を述べています。また，最近出された訪問看護における情報提供に関するガイドライン[3]では，看護記録の記載についての項で，観察事項の不適切な表現として，ボケている，理解が悪い，面倒がる，不潔であるなどの表現について，適切な記載事項・表現や課題分析（アセスメント）で共通した観察結果からのアセスメントを提示しています。さらに，2000年4月に制度化された介護保険の調査項目の言葉の定義でも，日常生活行動の具体的な行為表現を例示するなど，用語の共通理解を図っています。

つまり，私たちの書く記録は単なるメモではなく，情報公開時代にあっては重要な公文書であるという前提のもと，保健師活動を「標準化した言葉で語ること」「共通の書式を使用すること」「書き方のルールを持つこと」「情報を整理し，判断根拠を示すこと」が良い記録を書くための条件といえます。

付録2の表（p.162）を参照しながら活用してみると文の強調や説明に効果的であるばかりではなく，記号の意味を正確に使うことを意識することで共通理解しやすくなります。

わかりやすい記録の書き方

これらの条件を考えつつ，どのような記録の書き方がわかりやすいのでしょうか。わかりやすい記録のポイントを表1に示しました。順に述べていきたいと思います。

■観察したことと自分の意見を区別して書く

はじめに大切なのは，保健師が観察したことと自分の意見をわけて書くという

表1 わかりやすい記録のポイント：表記の仕方

1. 観察したことと自分の意見を区別して書く
2. 客観的に書く＝再現性がある：読み手が同じものをイメージできる
    a. 余計な修飾語句，曖昧な表現は使わない
    b. 測定用具（判断基準やスケールなど）を使う
        例：ものさしやはかりをできるだけ使う
            色やにおい，音など，ものにたとえてその程度を表現する
    c. 表情や感情表現など，心理を描写する場合は，病気の症状や徴候と区別する
    d. 症状や徴候は，専門用語を正しく使用する
    e. 行為や言動をそのまま書く
3. 否定的な表現を書くときは，その根拠を明確にする：対象にレッテルを貼らない
4. 「見たこと」と「聞いたこと」は区別して書く
5. 文章は簡潔・明快・明確に書く
6. 順序良く，まとまりをつけて書く
7. 対象者の反応や合意事項を記載する

ことです。木下[4]は意見とは「何事かについて，ある人が下す決断で，他の人は，その判断に同意するかもしれないし，同意しないかもしれない。」と定義しています。保健師は家庭訪問でその人の生活状況を観察します。全身の五感を使って見たり聞いたりしてきます。それらは対象者の生活に関する重要な情報です。そしてそれは観察した事実として位置づけてよいでしょう。保健師は一度の訪問でも，たくさんの事実を観察することになります。家庭訪問は対象者の生活のありさまを観察することそれ自体が重要で，それが目的でもあります。木下[4]はこの事実と意見を対比して，事実とは「証拠をあげて裏付けすることができるものである」と述べ，事実を書くにはその情報のなかで，「何を書き，何を捨てるかを十分吟味」し，吟味した内容を，「できるだけ明確」に書き，そして「事実の記述には主観の混入を避ける」といった書き方が大切であると述べています。

つまり観察したことを事実として記載するためには，自分の意見は「横において」区別して，まず観察したことを書くことが大切であるということです。

■客観的に書く＝再現性がある：読み手が同じものをイメージできる

なぜ，観察した事実が自分の意見と区別して伝えることが大切なのでしょうか？ それは読み手にそのまま伝えるためです。できるだけ誤差を少なくして読み手に伝えるためです。そのためには，観察した人ができるだけ標準化した，精巧なものさしとなって伝えなくてはならないのです。自分の意見と区別したあとで，どう表現するかという問題は，第3者ができるだけ同じような情景を思い浮かべることができるように，状況を描写することが必要なのです。現実のリアリティを豊かに伝えるのです。

そのためには，表1のa～eのポイントが活きてきます。観察したことは風景ばかりではありません。その人の生活に現れる病状を把握するための症状や徴候もあります。それによって，医療職としての判断も必要です。そのための専門用語や測定できるものを使うこと，色・においなどを適切に使うことはわかりやす

い記録の表記技術といえます。しかし，表情や心理的な状態を指し示すことは少し難しいと思います。この場合は，疾患による出現か，病状悪化か，もしくは状況による一時的なものかの鑑別も必要です。その場合は読み手と判断を共有するために，対象の行為や言動に注目することが大切です。その事実の描写があれば，判断の妥当性を読み手と確認しあうことが可能です。

このように客観的な表現，表現の適切さは，できるだけ多くの人と同じ言葉や水準を使うことで可能となり，状況を読み手に再現でき，正確に伝達できることになります。ここに共通用語の必要性があります。まずは職場で表現について，いくつか取り決めをすることも必要でしょう。

■否定的な表現を書くときは，その根拠を明確にする：対象に否定的なレッテルを貼らない

客観的に書くということを難しくする原因の1つに，自分の価値観や先入観を入れて書いてしまい，否定的な表現を使ってしまうことがあります。否定的な表現が出てきたときは，自分自身の考え方やものの見方を当てはめ，対象者にレッテルを貼っていないかと振り返ることが必要です。自分の意見と区別することと類似していますが，否定的な表現のときは注意信号です。つまり，否定的な表現は，書き手の一方的な判断や解釈が混ざり込んでいるからです。否定的な事実があるのではなく，相手を否定的にとらえた表現であることに問題があるのです。

表2では，不適切な表現を客観的に書き直した例をあげてみました。

●部屋が散らかっている

部屋が散らかっているを例に考えてみると，状況をみた通りに書き，部屋が散らかっていると判断した根拠を明らかにするのです。その根拠となったのは「食卓には昼食の食べ残しがそのままになっている」ことです。こうした根拠を示し，つながりを記載すれば，表3で示した書き方のポイントのように「（原因）のため，（日常生活への支障）があるので，（判断結果）とした」という文脈が生まれます。原因となる事実をあげ，それを根拠に，いま，その人に起こっている状態を判断するという"専門職としての判断"が表現できるのです。

この文脈の妥当性は「他の保健師がみても，なるほどその通りである」と同意できることで保証されます。逆に，妥当な判断でなければ「そうは考えられないのでは？」と，その判断に対して意見することができます。その場合，さらに根拠となる情報が必要となり，不足していれば書き加えることができます。たとえ根拠となる情報がなく不明確であっても，次の機会に明らかにすることにし，計画的な情報収集の内容として明記することができます。

このように，判断根拠を明確に示すことができれば，記録を読んだ多くの人も二次的にその状況を把握し，根拠を確認し判断することが可能となってきます。このような記載が情報の共有化であり，その人のニーズや生活のしづらさの明確化につながるのです。

表2　不適切な表現を客観的に書く

部屋が散らかっている

【例】
- 食卓には，昼食の食べ残しがそのままになっている。
- 床には，スーパーの空袋や新聞紙，雑誌などが散らばり，シンクには鍋や食器が山積みになっている。
- タンスは中開きで，引き出しから衣類がはみ出ている。
- ゴミ箱はゴミがあふれ，畳には足の踏み場もないほどに衣類などが置かれている。

【ポイント】
- 何が，どのように置かれているかの状況を，見たままに書く。部屋の見取図のように図示してもよい。

文句が多い

【例】
- 同じことを何度も訴える：(その内容を記載する；サービスに対する不平不満ばかりをいう／職員の対応についての不満がある／時間どおりにヘルパーが来ない／通知が来ない，遅れた／電話をかけてもいつもいない)。

【ポイント】
- 具体的に何について，誰に対して，どのような不満かを明記する
- 訴えの頻度，方法，程度(強さ・感情)を明記する

夫婦仲が悪い

【例】
- 夫と妻の考えの違いがある：(その考えを言動で記載する)。
- 意見がまとまらない：(その様子を会話で表現する，それぞれの意見を要約して書く；ショートステイをするか，しないかの決定ができない)。

【ポイント】
- 仲が悪いことで，何に支障をきたしているのかを明らかにする。
- 会話そのものを書く。
- 会話中の表情や身ぶりなど感情の表われ方を記す。

表3　書き方のポイント

1）書き方のポイント1（原因／生活への支障／判断結果）
〜（原因）のため，〜（日常生活への支障）があるので，〜（判断結果）とした

〈事例1〉　　事実
　食卓には，カップラーメンや食事の食べ残しなどのゴミが周辺に散らばり，ゴミ箱は溢れている状態で，足の踏み場もないほどで，たんすの引き出しからは衣類がはみ出ており，部屋は散らかり，日常生活は荒れている様子が伺われた。

　原因　　　生活への支障　　　判断結果

2）書き方ポイント2（具体的回数／行動／判断結果）
その行動が，いつ，どのような時にあり，1日／1時間／1カ月に，何回ぐらい起こるのかを具体的に記す

〈事例2〉
　月に3回ほど市役所の窓口に「時間通りにヘルパーが来ない」というヘルパーへの不満を訴える電話をしてくるので，時間通りに来ないヘルパーへの不満があるとした。

　具体的回数　　行動　　　判断結果

●文句が多い

　文句が多いという表記の仕方も同様です。文句が多いというのは、窓口で相談を受けた人が感じた主観的な印象です。それは判断ではありません。本来記載されるべきものは、相手が「何に対して、どのような不満をもっているのか」、そして「訴えの頻度、方法、程度（強さ・感情）はどうか」を具体的に記載することが必要です。その人の文句の具体的な内容とその強さに対して、保健師がどのように判断し、どのような対応をしたかが問われるからです。そして、その人の不満や不平を早く解決する手立てを考えるためには、情報を根拠に判断する必要があります。正確に情報収集せず、早まった自分の解釈や感情で判断をしてしまうと、その不満や不平は解決できないばかりか、時間が過ぎれば過ぎるほど増幅し、こじれてしまいます。

　仮に、「時間通りにヘルパーが来ない」という内容の苦情の電話が、月に3回ぐらい市役所の窓口にある、としてみます。この人は文句が多い人だと記録すると、その人を否定的に解釈した一方的な見方となり、当然、当事者の理解と納得は得られません。苦情の内容を主観を入れずに書くと、**表3**に示したように、「月に3回ほど市役所の窓口に『時間通りにヘルパーが来ない』というヘルパーへの不満を訴える電話をかけてくるので、時間通りに来ないヘルパーへの不満があるとした」となります。このように書かれていれば、次に対応しなくてはならないことは明確なのです。単純な連絡ミスで解決することはもちろん、さらに必要な情報を集め、事実確認をすることも必要でしょう。

●**家族関係が悪い，夫婦仲が悪い**

　同様なことが家族関係が悪い、夫婦仲が悪いなどにもいえます。こうした相手の行動や言動について事実を述べ、その事実を取り上げる理由として、本質的な問題を見極めることが大切です。事実をありのままにとらえ、一方的な解釈をせず、むしろ読み手に状況を伝え、読み手と判断を共有するような気持ちで状況の判断を記述すると良いでしょう。家族の関係性は、そのことによって何に支障が生じているのか、現状の問題解決の障壁となっていることを的確に分析することが必要です。私たちが取り扱う問題は何か、かかわって解決しなくてはならないことは何か、そのことを見失ってはいけません。

　相手に感情移入し、否定的な不適切な表現が浮かんだり、そのような表現を見たときは、適切な課題分析（アセスメント）をして共有化できる表現を探り、行為や言動に示された程度や頻度による状況の根拠を明確にして、適切な表現に訂正することが大切です。そうすることで、共有化でき、かつ実質的な効果を期待できる支援対策が記述可能となるからです。

■保健師が見たこと聞いたことを区別して書く

　ここで事例を使って考えましょう。次のことを考えながら読んでください。

表4　ある日の面接記録

○月×日　訪問にて本人と面接
　①訪問したところ，庭先に止めてある軽トラックより出てくる。ちょうどいま，②職業安定所に求人情報を聞きに行って戻ったところとのことで，③手には求人情報誌を持っている。④適性検査の結果では，1科目（理数学的な領域）だけが良く，あとは駄目だった。自分でも⑤問題を解いていてもわからないので最後はあきらめて出てきた感じ。しかし，⑥このまま親に迷惑をかけたくないので何とか仕事につきたいと思う。しかし，⑦自分の思いは父親と話し合ったことがないので，自分1人で悩んでいる。
　⑧父親に対し自分の思い（働きたいと思っている，迷惑をかけたくないと思っている，など）を素直に話してみる。そのうえで自分にできそうな仕事があればチャレンジしても良いのでは。

保健師が「直接観察したこと」は何でしょうか？
「人から聞いたこと」はどれでしょうか？
「保健師の意見」はどの部分でしょうか？
どう書けばより明確になるでしょうか？

　この記録（表4）のなかで，実線でアンダーラインを引いた部分①と③の内容は，保健師が直接自分で確かめた「直接観察したこと」です。これに対し，②④⑤⑥⑦は対象者から聞いたことです。記録に記載する場合には，これらをわけて書く必要があります。⑧は保健師の意見です。

表5　わかりやすく書きかえたある日の面接記録

○月×日　家庭訪問　15：00〜15：30　　本人と庭先にて面接
目的　職探しの進捗状況把握のため訪問
＜本人の様子＞
　訪問したとき，庭先に止めてある軽トラックより出てきた
　手には求人情報誌を持っている
＜本人より聴取＞
　● 本日，職業安定所に求人情報を収集して戻ったところである
　● 適性検査の結果：理数学的な領域1科目だけが良く，あとはだめだった
　● 問題を解いていてもわからないので最後はあきらめて出てきた感じ
　● このまま親に迷惑はかけたくない，何とか仕事に就きたい。しかし自分の思いは父親と話し合ったことがないので自分ひとりで悩んでいる
　と語った
＜保健師のアセスメント＞
　● 本人なりに求職のための行動をおこしている
　● 父親への気遣いなど家族のことを考え，自立しようとしている
＜保健師の支援内容＞
　● 以下のことを助言する
　①父親に対し，働きたいと思っていること迷惑をかけたくないと思っていることを素直に話してみること
　②自分のできそうな仕事があればチャレンジしてもよいのではないか
　● 主治医への報告
　・求職行動の現状について
＜本人の反応＞
　黙って，聞いていた
＜今後の計画＞
　● 2週間後に連絡し，職探しの状況を把握する
　● 父親と話ができたか，思いは話せたか確認する

わかりやすい記録にするには，まず2つの種類の情報を「直接観察したこと」と「聞いたこと」として明確に区別して書く必要があります。**表5**に示したように〈本人の様子〉〈本人より聴取〉〈保健師のアセスメント〉〈保健師の支援内容〉を見出をつけて書くとよいでしょう。また読み手が理解できるよう，「　」や『　』などの記号を使用して，わかりやすく示すこともできます。162頁の表を参照してください。

適切な書き方として，④は「職業安定所での適性検査の結果について，『1科目だけが良く，あとは駄目だった』<u>と本人は述べていた</u>」と，誰からの情報かを明示する必要があります。

⑥について，「<u>本人は</u>，『このまま親に迷惑をかけたくないので何とか仕事につきたい』<u>と述べていた</u>」と，発言者を明記すれば，読み手の混乱は避けられると思います。

■文章は簡潔・明快・明確に書く

文章の簡潔さ，明快さ，明確さは，言いたいことがはっきり，すっきり伝わることです。そのためには「短文で書く」という簡潔さ，「一文に一つのことを書く」という明快さ，「主語・述語が明確である」という明確さが書き方のコツといえます。長い文章で「形容詞」「副詞」の修飾語がついていると，何が言いたいのか，複雑でわからなくなります。また，文章が長くなったときは，文と文，語句と語句の関係が見えなくなりますので注意が必要です。そして，文と文の関係を示すには接続詞を使い，つながりのメリハリをつけましょう。「しかし」「ところが」という逆説，「つまり」「すなわち」などの要約，「そのため」「それゆえ」などの理由，根拠などがよく使われます。この事例のような面接場面で観察したことをわかりやすく書くには，「誰の意見かの明示」や「ぼかさずに書く」という主語，述語の明確さがポイントです。

■順序良く，まとまりをつけて書く

ここでのポイントは，①おおまかな事実を述べた後，詳細な内容について，順序を考えて書く，②見出しを活用して，書く内容にまとまりを作る，ということの2点です。

さて，この面接記録では情景を描写するように書かれており，最後まで読まないと保健師が何をし，どの様に面接が終了したのかわかりません。この面接記録で，保健師は何を読み手に伝えたかったのでしょうか？

二重アンダーラインをひいた⑧の不明な書き方から学ぶことは，書かれた内容のメッセージ性を言葉で表現することの大切さです。この部分は保健師の支援の内容について記したものです。実はこの面接記録で最も大切で，この記録の主張でもあります。このような記載の仕方では，保健師が頭のなかで考えただけのプランのようにも受け取れます。

より明確に保健師の主張を伝えるには「保健師の支援内容」と見出しをつけ，箇条書きにして助言内容を記します。助言は2つです。①父親に対し，働きたいと

思っていること迷惑をかけたくないと思っていることを素直に話してみること，②自分のできそうな仕事があればチャレンジしてもよいのではないかと，整理することで助言や指導内容をより明らかにすることができます。このように記載すれば，訪問面接を通して，保健師がどんな支援をしたのか方向性を示していることが明確に伝わります。

■対象者の反応や合意事項と今後の計画を記載する

さらに良い記録にするには，観察したことや聞いたことの他に，今後の援助内容を決定するに至った，保健師のアセスメントと観察したこととのつながりを見えるように記載することが大切です。それには，保健師の助言・指導に対する対象者の反応やさらには対象者との合意事項が示されることが重要です。その記載があると対象者の様子が見えます。保健師の考えは示してもそれを対象者がどう受け取ったかが支援の効果であり，保健師の支援の妥当性を示すものと考えられます。このことは意識して記載することが必要でしょう。

この面接例では，本人の反応は明記されていません。**表5**では〈本人の反応〉〈今後の計画〉を加えて記載してみました。このように面接での展開を示すことで，ある日の面接は重要な支援として位置づき，保健師の今後のかかわりについて方向性を示すことになるのです。

最後に，この面接の目的を考えてみます。この場面では家庭訪問における保健師の意図は示されていません。**表5**では読み手にその意図が真っ先にわかるように，目的を冒頭に入れ「職探しの進捗状況把握のため訪問」としました。このように記録に目的を示すと保健師活動の意味づけが明確に伝わります。

論理的な文書を書くための構成

わかりやすい文章には，どのような構成が必要なのでしょうか。小野田[5]は，わかりやすい文章を書く鍵は「はっきり書く」ことであり，そのためには，「主張」を明言し，その「根拠」を明確に示すことが重要であると述べています。さらに，わかりやすい文章の構成は，**図1**のように真っ先に一番大切なポイントを書く重点先行で，その主張の根拠を「根拠1」「根拠2」「根拠3」と整理して書くことであると指摘しています。

■接続詞で文と文の関係を示す

論理的な文章の3つの要素として，「主張を支える詳しい根拠」「論理的な連結（述べている主張や根拠の考え方が，単に羅列されているだけではなくて，相互間の関係がはっきり示されていること）」「余分なことは書かない」ことを，あげています。**表6**に示しましたが，論理的な文章を書くための構成のポイントは5つです。

先ほどの事例でわかるように，保健師が訪問面接で観察したこと，聞いたことからその対象へのかかわりの方針を出すという訪問面接記録での主張は，まず書

図1　わかりやすい文の構成

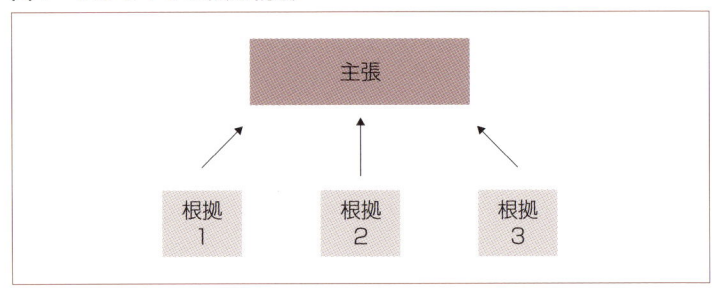

```
        主張
       ↑ ↑ ↑
    根拠  根拠  根拠
     1    2    3
```

小野田博一：論理的に書く方法，日本実業出版社，p.114，1997より引用

表6　論理的な文章を書くための構成

1. 主張を明確にする
2. 主張の根拠を示す
3. 文章に論理的なつながりがあること
4. 文と文の関係がわかるように接続詞を使うこと
5. 主張を明確に示すために，内容の吟味をし，必要なことだけを書く

き手(面接者)が意識しなければならないということです。それは，書く前に意識化しなければなりません。記録を書きながら，最後に明確にするのではなく，記録を書く前に「保健師として面接した結果，どう考えたのか」をはじめに示すことが大切であるということです。

そして，その伝えたいことを根拠づけるのが「観察したこと」「聞いたこと」であり，それらの事実を客観的に記して，つなぎ合わせるのです。その事実関係を明確にするために，接続詞を使い，どの順序で並べたら最もよくわかるのかを考えます。簡潔に，明快に，明確に主張を伝えるために必要な情報を根拠として位置づけ，順序だてることが論理的な文章となるというわけです。

■書く前に戦略を練る

最後に全体的な文章の書き方のコツをまとめました。それは第1に書く前に考えることです。効果的な明快な文章を書くには，書く前によく考えて，作戦を練ることがコツです。それは記録の目的にもう一度戻ります。記録は言語で表現する読み手とのコミュニケーション手段です。そのためには，伝えることを明確にして「意図的」に書くことです。

この記録で何を伝えるのか，読み手に真っ先に何を知らせたいのか，読む人は誰か，どのくらいの知識をもっているかで書き方は変わってきます。本書は保健師記録ですので，読み手は同僚保健師を考えています。保健師記録は何のためにあるのか，それはその記録の目的でもあります。書く前に，読み手と共有することは何かを，業務とつなげて意識することが何よりも重要です。その次に表現方法があるのです。

その意味で，書き手は読み手に，効果的に，明確に伝えるにはどうしたらいいかという戦略を練るのです。文章の明快さは，書き手の戦略にかかっています。

表7 書く前に考える，効果的で明快な文章のコツ

- この記録を読む同僚・上司（保健師＊）・管理者・他職種の立場になってみる
    ①読み手を想定して書く
    ②保健師は一番何を知りたいだろう
    ③自分は記録から，何を知りたいと思うだろう
    ④管理者は何を知りたいだろう
    ⑤事業を展開している他職種は何を知りたいだろう
      ＊記録の種類によって，読み手は異なりますが，保健師同士で読み合うことを
       まずは考えてみましょう
- 記述の順序と戦略を練る
    ①大切なこと，この記録で知らせたいことをまずはじめに考え，下書きを書く
    ②全体の構成を考え，目次を立てる
    ③大まかに概要（結論まで）を書いたあとで，項目を立てて細かい点について述べる

　書く前に，主張を明確にし，構成や結論を意識して書くということが書く前の戦略です。

　表7に記録を書く前に考える「効果的で明快な文章のコツ」を整理しました。この表は【実践編1】でご紹介した表3 Plan/Do/See で記録を書くときのポイント（p.31）のなかの書き始める前に：記録に記す概要を明らかにするとつながっています。つまり，i. 記録の「目的」を明確にするときに，書き方として読み手が誰かを意識して表記を考えるポイントです。そして書く順序と戦略を練るということは，ii. 記録に残したい「主張」を明確にするために行うものであり，文の構成のしかたです。これらは書く前に考える自分自身の思考の筋道を明確にするために「思考を整理する」ことと，書き方の技術として「明快な文の構成」を意識してする一連のステップとして考えましょう。

【引用・参考文献】
1）中島紀恵子：生活の場から看護を考える．医学書院，1994．
2）田中まゆみ：ハーバードの医師づくり．医学書院，2002．
3）日本訪問看護振興財団：訪問看護情報提供に関するガイドライン．2001．
4）木下是雄：レポートの組立方．ちくまライブラリー，1990．
5）小野田博一：論理的に書く方法．日本実業出版社，1997．
6）日本精神保健福祉士協会（編）：精神障害者のマネージメント．へるす出版，2001．
7）福田千里，ほか：【精神保健相談の記録：Part 1】支援の鍵を握る初回面接！ 保健婦雑誌，58（3）：254-255，2002．
8）森岡清美（編）：新社会学辞典．有斐閣，1993．

実践編 3

精神障害者の
インテーク面接の記録
情報収集とアセスメントを記録する

精神障害者の記録の傾向

　精神障害者の援助プロセスはケースによってさまざまですが，多くの場合，インテーク面接（初回面接）で対象者の主訴やニーズの把握，情報収集，緊急性の判断，支援の方向性の決定を行い，その後，訪問，面接，電話，文書，関係機関連絡といった活動方法を通して，相談や生活支援が継続されていきます。

　しかし，地域で暮らしている精神障害者の相談記録は，本人の疾患・身体状況のほか，生活状況，生育歴，家族関係，社会資源など情報が多岐にわたり，相談者や問題を起こしている人が複数となることもあります。そのため，情報を整理することが難しく，保健師は専門的な知識や技術を用いて活動しているにもかかわらず，事実に基づいたアセスメントや保健師の思考過程・判断根拠が見えにくい記録になったり，方向性や支援計画が明記されていない記録になりがちです。

　支援プロセスのなかで，インテーク面接場面とその直後のプロセスは，とくに重要で複雑です。そのため，記録の記載内容も多様になる傾向があります。

　記録内容は，相談に至った経路，主訴や困っていること，生活歴や生育歴，家族関係，治療歴（現病歴），社会との交流，日常生活，保健師の助言や方向性，支援内容に分類されます。記録様式は大別すると，基礎情報を書くフェイスシートと2号用紙を使った経過記録であることが多いようです。インテーク用に特別な用紙を作成している場合もありますが，使用する義務はなく，書き方も保健師個人の裁量に任せられています。

　2号用紙は，POSや看護診断といった使い方のルールがないため，トレーニングを受けていなくても書けるという利点はありますが，相談者の話をそのまま記す冗長な記録になりがちです。もちろん，なかにはわかりやすく工夫した記録もありますが，それは個人の努力の範囲であり，記録の質が均一であるとはいいがたい現状です。

現場でありがちな相談記録―どこが問題か

　では，どうしたら短時間で効率よく，効果的に保健師の活動や精神障害者の変化のプロセスが見える記録を書くことができるのでしょうか？ サンプルを例に相談記録の問題点を整理してみましょう。

　図1のサンプル記録は，現場でよく見られる物語風の記録です。内容を要約すると，来所の経緯，来談者(長兄)の事情，本人の成育史と病状経過・既往，家族関係，長兄の考え，エピソード(問題行動)，病院について，保健師の情報提供・助言・指導，という構成になっていることがわかります。面接では，情報がたくさん得られたようです。しかし，理解しにくい記録となっているのは，なぜでしょうか？

　【実践編1】で示した【Plan/Do/See で記録を書くときのポイント】(p.31)を活用して「書き終えたら：記録全体を評価する」という記録評価ポイントにそって，ありがちな精神障害者の記録(図1)を見てみたいと思います。

■記録の目的は明確か

　この記録は，冒頭で「本人，長兄同伴にて初回来所相談」と書かれており，この面接の登場人物と状況設定はされています。しかし，この2人が何の目的で来所したか，ニーズははっきり書かれていません。まず，この記録の目的がはっきりわかりません。このことに大きな原因があります。そのため，書かれている内容にまとまりがあるにもかかわらず，情報が混在しています。その結果，読み手は記録の最初から最後まで，じっくり読んでみないと記録内容の要旨がはっきりと把握できないのです。

■他の保健師に伝えたいことは明確か

　記録で何を伝えるのかというメッセージ性は，記録の意義が言語によるコミュニケーションであるという理由から，明確です。相談記録で読み手に伝えなければならないメッセージは，「対象者がどのような主訴で来所したか」「面接で何を助言したか」その結果，「どんな方針となったのか」について，大まかに示す必要があります。それは冒頭で書き，読み手にまず，面接の概要を知らせることが大切です。それによって，読み手はこの記録に書かれていることを理解することができます。重要なことは先に書き，「まず読み手が知りたいことは何か」を読み手の立場に立って考え明らかにして書くことが，わかりやすい記録にするポイントです(【実践編2】表7，p.43)。

　この記録で書かれた内容は，多くの情報が含まれています。必要な情報を吟味するためにも，見出しをつけて書くと，読み手は見出しだけを追ってみても何が書かれているかを知ることができます。図の欄外にまとまりのある内容を書き出しましたが，これらを見出しに使って，強調すると情報の意味がぐっと引き立つのです。

実践編 3 精神障害者のインテーク面接の記録

図1　ありがちな相談記録のサンプル（*赤字は文中で解説している部分を示す）

	○○年○月△日	記述の問題点
来所の経緯	本人，長兄同伴にて初回来所相談 仕事のことで最初に障害者事業団に相談に行ったが，D市役所を紹介され，その後A保健センターに相談となった。①受容的で温厚な印象の長兄が一番本人思いで，現在も長兄の家に同居中。長兄より知人の議員に相談したら行政の相談機関への相談とC病院の評判がよく通院しながら仕事に就いている患者もいると教えてもらった。②長兄は商店街の組合の仕事をしており，地位のある人と知り合いが多い。知人の議員は，気配りのあるとても親切な人で親身に相談に乗ってくれた。高校卒業後，会社で社員として働いたが次第に周りの人がわざと意地悪をする，先輩が監視しているなどと被害的なことを訴えはじめた。その後，以前より交際していた近所に住む高校時代の先輩と結婚することとなり，19歳で会社を退職した。夫の家で経営するケーキ屋の手伝いをしたが，やはり客に対して暴言を吐く，意味不明なことをいうなどが見られ，また，買い物を大量にして借金を100万円作るということもあり，夫や姑に連れられて21歳のときに初めて精神科を受診，半年ほど入院をした。学生時代は成績もわりとよく，友人は少ないが真面目な子だったので長兄としてはとてもショックだった。入院の間に夫とは離婚するに至った。退院後は実家に戻り，母と2人暮らしをしていた。③通院しながら短期間のアルバイトをすることもできていたが，服薬中断することがあり，ときどきは調子を崩すこともあった。28歳のとき子宮筋腫で手術をし，その後も痛みをときどき訴えるが，ここ最近は落ち着いている。保健師より本人に入院したときの様子を尋ねると，④見た目は落ち着いた印象だが，まとまりなく感情的に話す。自宅は○○線沿いの一戸建。⑤父親は本人が15歳頃に亡くなり，兄弟は5人で，本人は4番目の次女。長兄以外の兄弟は本人への理解少ないらしく，本人が甘えているなど心ない言葉をいうこともある。その後，本人が32歳のときに母親が胃癌で死亡。⑥母親が亡くなりとても悲しかったと話す。独居となっても1年くらいは1人で生活できていたが，薬は体に悪いと思いはじめ服薬中断し，近隣への被害妄想がひどくなり，再び入院することになった。	①保健師の主観的な印象 ②長兄に関する記載不要の情報 ③現在の精神科の治療状況は不明 ④保健師の印象 ⑤⑥家族関係の情報の整理がされておらず，理解しづらい。誰からの情報か不明
長兄の事情 成育史と病状経過・既往		
家族関係	半年入院し，退院後，兄弟で相談してしばらくは順番に本人の世話をすることに決め，35歳から兄弟宅を転々としている状態。本人，兄弟らが自分を監視する，邪魔者扱いする，自宅は自分のために母が残してくれたものなのに取り上げようとするなどと訴える。⑦財産問題も絡んでいるのか？　兄弟関係がよくない様子。考えられないことだが…．本人の被害妄想もあるのか？　不信感と肩身の狭い思いを感じているのだろう。気の毒に。よほどたまっているものがあるらしい。長兄も家族がいるので本人を長くは置いてはおけないとのこと。⑧長兄ははっきりとはいわないが，どうやら長兄の家族も本人を邪魔に思っている様子。本人（現在36歳）経済的には貯金を食い潰している状態。⑨経済的にも心配なのと，以前からあった腹痛が軽減したので働きたいと話し，仕事を紹介してほしいと訴える。また，ときどき自宅の様子を長兄と見にいくが，物がなくなったり，覚えのないものが置いてあったりと空き巣に入られて困っているので，自宅に戻り1人暮らしをしたいとも話す。長兄，本人に「空き巣は入ってないだろう。鍵はきちんとかかっていた」というも，「お茶の道具がないし，知らないジュースがあったもの！！」と本人。⑩被害妄想であろうか？　長兄としては，精神的に安定している感じなのと，ぶらぶらしているのもかえってよくないので，働いて自立してほしいと思う。	⑦⑧保健師の主観的な解釈や想像。保健師の思い ⑨誰の言葉か，本人なのか，長兄なのか主語が不明 ⑩唐突な保健師のアセスメント
長兄の考え エピソード		
病院について	⑪病院は2回目に入院したところに通院中で主治医との関係も悪くない。しかし，子宮筋腫の後遺症のこともあるため精神科と一緒に婦人科も診られるC病院に変えたほうがよいかとも思っている。どうしたらよいか。保健師より，精神科の主治医にはどのようにいわれているのかと尋ねると，⑫薬をきちんと飲んで，ストレスがあまりないように穏やかに暮らしていくことといわれていると話す。 ⑬保健師の思いとしては，理解のない兄弟のもとで一緒に暮らしているのは気の毒であり，精神的にもよくないだろう。何とか36歳という年齢からも安定した本人らしい生活	⑪事実と保健師の憶測，思い，印象を混同 ⑫主治医の指導 ⑬保健師の価値観

保健師の情報提供・助言・指導	を送ってほしいものだ。しかし、⑭仕事はすぐには難しそうであり、むしろ作業所などで実績を作ることが必要ではないか？と考え、本人の仕事や独居については、まず主治医へ相談し、仕事が可能であるか相談するように伝えた。「保健センターでは仕事の相談はできないのですか？」と期待外れな様子。⑮仕事はハローワーク、職業適性相談所で相談できること、保健センターでは仕事の紹介はできないが作業所などは紹介できることを伝える。病院に関しては、いまのままでよいのではないかと話す。経済的には障害者年金、生活保護などもいざとなれば受けられることも情報として伝える。また、精神科医師の相談日（精神保健相談）があることも紹介する。主治医との相談後、保健師に結果を報告してほしいと伝える。また、ほかの医師からの意見も聞きたいとの長兄の希望で3月14日の精神科医師の相談日に予約。	⑭主語がないため誰の希望なのか不明 長兄の言葉なのか本人の言葉なのか不明 ⑮保健師の考えや助言内容。判断の根拠が不明確 相談者の反応、今後の計画が不明確

　保健師は伝えたいことが明確に伝わるように必要な情報を並べることが重要です。それには、面接記録として何を伝えたいかを意識し、言語化することから始まります。

■事実と意見は区別できているか

　事実と意見の区別の書き方は、まず自分が観察したことを印象や感想・意見を交えず、そのまま書くことです。来所の経緯が書かれたあと、①「受容的で温厚な印象の長兄が一番本人思いで」、と来談者（長兄）に対する保健師の主観的な印象が書かれています。このような書き方は一方的に長兄の印象を決めつけている書き方です。事実と意見を区別するには、保健師が観察した長兄の言動や表情、行動などをそのまま記述し、それを根拠として、長兄の印象を記す必要があります。

　④「見た目は落ち着いた印象だが、まとまりなく感情的に話す」も同様です。これは本人に関する印象です。「入院したときの様子を尋ねた」と記載がありますから、保健師が意図的に本人に聴取した内容です。面接中に、本人へ問いかけた理由もあると思いますし、本人に関する情報で、しかも情緒的な不安定さを示すような「感情的に話す」という印象が、どのような対象者の行為や言動から導かれたのかを明確に示す必要があります。なぜなら精神障害の病状を把握するための重要な情報であるからです。

●誰が誰に言ったことなのか，誰の意見なのかを明確にする

　この記録では、「高校卒業後、会社で社員として働いたが……」というこれまでの経過に関する記述、⑤「父親は本人が15歳頃に亡くなり、兄弟は5人で…、本人が甘えているなど心ない言葉をいうこともある」、⑥「母親が亡くなり…、近隣への被害妄想がひどくなり、再び入院することになった」も共通して主語が不明です。これまでの成育史が物語り調に延々とつづられています。その結果、誰が心ない言葉をいったのか、誰が心ない言葉と感じたのかがわからないのです。その意味では、「本人、兄弟らが自分を監視する、邪魔者扱いする…」という大切な訴えも、誰の訴えなのか、明確に読み手に伝わりません。

●保健師の意見や判断は事実で裏づける

　これは，情報の発言者が主語として書かれていないところに問題があります。情報は誰から入手したものか明記されねばなりません。そこが欠けると，記述内容は"単なる印象"にとどまってしまい，"客観的な事実に基づく判断"として主張することはできません。

　家族との関係についての表現も同様で，家族内での本人の立場や位置，本人が他の家族をどう思っているかなど，本人の世話をめぐる家族関係を理解しようとしても，この記述ではわかりません。冒頭に長兄を①「受容的で温厚な印象」と記した根拠を知りたいところですし，兄弟との関係について，⑦「財産問題も絡んでいるのか？兄弟関係がよくない様子。考えられないことだが…」と判断した根拠もあるはずですが，記述されているのは保健師の憶測だけです。そして，本人と長兄とのやりとりに続いて，⑩「被害妄想であろうか？」と唐突なアセスメントが書かれています。

　記録として残すのは，保健師として行った判断や考えを示すためで，根拠のない憶測や印象では意味がありません。誰からの情報かを明記し，事実を織り込み，根拠を示して判断を述べることがポイントとなります。

■客観的に記されているか

●過去・現在・未来の情報が錯綜し，状況の変化を時系列で整理することと，必要な情報を意図的にまとめる必要性がある

　初回面接では，多くの情報が提供されます。経過記録ですべてを記載することはできません。つまり，基本情報用紙に経過として整理することが必要です。

　経過のまとめ方としては，時系列に整理することが必要です。話されたことをそのまま書くのではわかりにくくなります。とくに，この記録では，本人の成育史と病状経過(病歴)が多く書かれています。この部分の記述は，本人の生活歴，病歴，将来の生活設計，家族との関係などの情報を内容ごとに見出しを付け，1つのまとまりで示すとよいでしょう。

　②のあとの「高校卒業後…」で始まる文章は，本人の結婚から発病，初回の受診，入院と重要な病歴が書かれています。また，治療については，③「通院しながら…服薬中断する…調子を崩すこともあった」は過去の精神科での治療状況です。服薬の中断は重要な情報ですので，その後の経過や現在の治療状況は不明であることも含めて，「治療経過」としてまとめるのも1つの方法です。保健師は，面接しながら，聞いたことを整理し，状況を確認しているはずです。それを意図的にまとめて書くことで，読み手に対象者の様子を客観的に知らせることができるのです。

●一文は短いセンテンスで，一文に1つの内容にし，主語・述語を明らかにする

　「夫の家で経営するケーキ屋の手伝いをしたが…21歳のときに初めて精神科を受診，半年ほど入院をした」は，とても長い一文になっています。経過を書くときは，短文で区切りましょう。もしくは，要約するとわかりやすくなります。

●登場人物が多いときは，家族間の関係性を整理して，図や表を活用する

　複雑な家族関係は文章では表現しにくいのです。たとえば，⑤「兄弟は5人で，本人は4番目の次女。長兄以外の兄弟の本人への理解は少ないらしく」という文章表現から家族関係をイメージするのはそう簡単ではありません。

　こうした家族関係は，ファミリーマップ（家族図）やジェノグラムで描くと情報は集約されます。マッピング技法は，焦点とされる人間関係をめぐる協力・支援・反発・対立・葛藤・断絶などを線の種類で区別して，比較的容易に示す方法です。エコマップもその1つです。家族を取り巻く社会環境と家族構成員の関係性を強弱の線によって表現する方法です。こうした技法を取り入れることで，事例に登場する人物やその関係性が理解しやすくなるのです。それは単なる家系図とは異なり，今家族に起こっていることを客観的に描写する方法として活用できます。登場人物が表現した言動も，その図に入れ込んでおくのも一案です。

■実践の根拠となる事実は記されているか

　これは大変重要なことです。なぜなら，面接で助言した根拠を示すための情報として事実が記載されているかという視点です。この視点は，必要な情報を吟味するということで情報の優先度をつける，選別が必要になるということです。つまり，不必要な情報は記述しないということです。この初回面接で事実として必要なのは，助言・指導の根拠となった対象者のニーズと生活状況を示す情報です。

　例としては，⑨「経済的にも心配なのと，…仕事を紹介してほしいと訴える」，⑪「病院は2回目に入院したところに通院中。…C病院に変えたほうがよいかとも思っている。どうしたらよいか」などは重要なニーズです。残念ながら主語が明確でないために，誰からの質問なのか，訴えたのは誰か不明です。

　このような情報は，本人や家族の考えやニーズ，つまり"本人・家族が，それぞれの生活を自立させるために，何を望んでいるのか"をとらえるときに，とても重要です。当事者自身の意向を確認したうえで支援の方向性を決めていく際に，決め手となる情報なのです。

　情報として「長兄に関する状況」が記述されています。②「長兄は商店街の組合の仕事をしており，地位のある人と知り合いが多い。知人の議員は，…相談に乗ってくれた」とあります。これは，長兄の身辺に関する情報と今回の来所相談のきっかけとなった議員についての人柄の情報です。また，「長兄も家族がいるので本人を長くは置けないとのこと」という記載もあります。これらは，長兄の立場を理解するうえで必要な情報なので，長兄の状況などをまとめて記載するとよいでしょう。

　さらに保健師が意図的に尋ね，長兄が応えた内容である，⑫「薬をきちんと飲んで，ストレスがあまりないように穏やかに暮らしていくことといわれていると話す」は，長兄の疾病管理に関する理解を示す言葉ですから，長兄に関する情報や治療に関する理解などの情報としてまとめると有効な情報となります。

　このように，面接で得た情報の重要性を考え，情報の位置づけを明確にしたうえで整理する必要があるのです。

■実践に対する対象者の反応は記されているか

　この記録のなかでは，最後の文章に「他の医師からの意見も聞きたいとの長兄の希望で精神相談日を予約」とあります。保健師が助言した内容に反応して，長兄の意見が述べられたことを示しています。このことをきちんと強調して表示する必要があります。これは保健師の助言や紹介に対して，対象者がサービスの1つを選んだということを示す大切な支援効果を示す言動であるからです。

■保健師の意図や今後の見通しは記されているか

　記録の最終部分では，面接で知り得たこれまでの情報に関連づけられた"保健師の助言・指導"が多く記述されています。しかし，保健師の考えや印象が事実と混在して書かれており，対象者の話や保健師の助言などの行為が，事実として区別されていないことに問題があります。

　保健師が対象者に対して助言し，説明したことは"事実"です。話し言葉は「　」（かぎ括弧）で囲み，事実として状況を客観的に記述するように意識する必要があります。

　たとえば，⑮「仕事はハローワーク…は紹介できることを伝える。病院に関しては…と話す。経済的には生活保護…情報として伝える。また，精神科医師の相談日…紹介する。…保健師に結果を報告してほしいと伝える。また，…医師の相談日に予約」の部分には，下線で記した動詞から明らかなように，保健師の考えや助言内容が記載されています。保健師はさらに，今後の計画を意図し，「主治医との相談結果について報告するよう」対象者に伝え指示をし，精神科相談に予約と記しています。

　保健師が伝えたことは，行政の説明責任を果たしているか否かを示す大切な証拠です。さらに，その説明に対象者は納得したのかどうかを示す反応も書かれることが望ましいのです。つまり，保健師の介入は箇条書きに強調して整理すると，その介入の意図も自ずと読み手に解釈されるでしょう。

■ Plan/Do/See のつながりはあるか

　さて記録全体の評価です。保健師の収集した情報とアセスメントにより問題の明確化，それに応じた助言・支援内容の文脈が明確に示されているだろうか，不足の情報はないか，助言・指導の意図は読み手に伝わるかを，よく読んで確認しましょう。不明であれば，なぜ不明なのか，その不明点をどう解決するつもりなのか，今後の計画を具体的に行動レベルで書きましょう。いつまでにどのように本人・家族とコンタクトを取るのか，次の面接はいつごろ計画するのか，次の面接では，とくにどんなことを情報収集するのかを焦点化することが今後の計画です。

　保健師が今後の家族について危惧していることは，⑧「長兄は…本人を邪魔に思っている様子」，⑬「保健師の思いとしては，…気の毒であり，精神的にもよくないだろう。…36歳という年齢からも…生活を送ってほしいものだ」で示されてい

ますが，このままの表現では，明らかに保健師の価値観です。さらに，⑭「仕事はすぐには難しそうであり，…が必要ではないか？と考え」の記述は，「まだ仕事ができる状況ではない」という判断をしている部分です。このように現状を総合して判断したことは，おそらく長兄の訴えや本人との言い争う場面，病状経過，治療中断の状況など，さまざまな状況から考えられたのだと思います。つまり整理された情報に，この判断根拠が記述されているかどうかを書き終えたあとに読み直し，確認することが重要です。そのためには，この記録で「他の保健師に伝えたいことは何か」が明確になっており，意識されていなければできません。

基礎情報用紙と経過記録に分けた初回面接の記録のポイント

　これらの問題を意識し図1の内容を用いて，保健師の判断やアセスメントがわかりやすい記録の作成に挑戦してみたいと思います。使用するフォーマットは，一般的な精神保健記録のインテーク用紙として全国的に使用されている基礎情報用紙と，今回，私たちで発案したPlan/Do/Seeで書く記録です。

　その前に1つだけ，"有効な面接の目的"と"記載する記録の目的"は異なるということを強調しておきたいと思います。"面接の目的"は，来談者を受け入れ，ニーズを引き出し，求めていることは何かを明確にすることです。それに対し，"記録として残す目的"は，①面接で知り得た情報を整理すること，②保健師の考え・判断を示し，思考過程と介入の妥当性を示すこと，③保健師の支援計画・支援の方向性を示すことの3点です。

　とくに，インテーク面接は対象者の窓口であり，保健師の相談記録の重要なポイントが凝集され，収集する情報量も多いものです。さらに，③保健師の支援計画・支援の方向性を示すことは，ほかの2つの目的に基づいたものであり，不足している情報は何かを明らかにすることでもあります。たとえば，緊急な介入が必要か否かを判断するために医師の診断などの根拠情報が必要となる場合もあるでしょう。そのため，事実と意見を書き分け，情報を整理することが，書き方の技術として最大のポイントとなるのです。

■インテーク用紙に基礎情報を整理する

　図1のなかの来所の経緯，対象者の立場説明，本人の成育史と病状経過（病歴），家族関係，既往を図2に整理してみました。

●家族と家族関係

　面接に同行してきた長兄を，家族構成の欄に記載しました。ほかにも兄弟がいるようですが，確かなことは不明で，長兄の家族についても不明です。

　家族関係は図のほかに，＜本人の世話をめぐって＞という見出しをつけ，長兄からの情報であることを明記し，関係性の記述をまとめました。それによって，家族の位置づけと本人が置かれている状況がよくわかるようになりました。

図2　インテーク用紙で整理したサンプル

		氏　名	続柄	生年月日	職　業	収入	同居有無	保護者に○	備考
家族状況	1	○×　□△	長兄	○.○.○.	商店経営		同居	○	
	2								
	3								
	4								
	5								
	6								

〔見出しがあると関係性のテーマが見える〕

家族関係

本人が15歳のとき死亡　　本人が32歳のとき胃がんにて死亡

（家系図：長兄、本人36歳）

〈本人の世話をめぐって：長兄より聴取〉
- 本人35歳のときから、兄弟が順番に世話をしてきた。現在は長兄宅にて長兄の家族とともに生活する。
- 長兄も家族がいるので長くは無理があるとのこと。
- 長兄が世話をしている状況に対し、「本人が甘えている」という意見の兄弟もいる。

既往歴

| 28歳 | 子宮筋腫手術を受ける。現在も後遺症で通院中。 |

病状経過

18歳	<u>発病？就職後、「意地悪をする」「先輩が監視する」</u>など、被害妄想出現
21歳	結婚後、暴言をはく、借金をするなどの症状あり、夫、姑に連れられ<u>初受診？半年入院</u>。
21歳	退院後、服薬中断し、調子を崩すこともあったが、母と暮らし安定する
32歳	母親の死亡。一人暮らしとなる。1年間は問題なく経過。<u>「薬は身体に悪い」</u>と服薬中断。近隣への被害妄想出現し、半年入院。退院後通院。
36歳	現在通院中。「兄弟が自分を監視する」「邪魔者扱いをする」など訴える。

〔節目になる出来事、問題行動、特異的な症状は省けない〕

生活歴

18歳	高校卒業後、会社の社員として勤務。
19歳	結婚―以前から交際していた高校時代の先輩。会社を退職し、夫の経営するケーキ屋の手伝いをした。
21歳	精神科を受診し、半年入院。入院中、離婚。退院後、母親と同居。通院しながら、短期のアルバイトに就労。
32歳	同居母親が胃がんで死亡。その後1年くらい独居で生活をしていた。半年の再入院後は、35歳まで兄弟宅を転々として生活。
36歳	現在―長兄宅で長兄家族と同居。

〔ライフイベントを中心に〕

経　済	貯金を崩して生活している状況。
医療費	
住　居	長兄宅に同居。○○線沿いの一戸建て。
信　仰	

〔生育歴と病歴は絡まっているが、時系列でスッキリと分けてみよう！〕

●既往歴・病状経過

病歴については、生活史と病歴は原因が複雑に絡み合っているため、分けて記載するのがよいかどうか議論のあるところでしょう。内容の重複があることは否めません。

病歴は、病名が不明であっても、精神症状の特徴や入退院、悪化原因、問題行動など、精神疾患の経過を示す重要な情報を時系列で整理することが大切です。情報を整理するなかで病名を仮定して意図的に質問すれば、詳細な病状経過が情報収集できるでしょう。アンダーラインはとくに重要と思われる部分です。既往歴は、現病歴とは別にまとめるほうが、問題点として整理しやすいでしょう。

●生活歴

生活歴は、本人のライフ・イベントや発達課題に沿って時系列で整理すると、生活環境や親や兄弟とどうかかわってきたかなどの家庭環境をアセスメントでき

ます。病状とあえて分けることで，心理・社会的交流が浮かび上がってきます。

●**経済的背景や住居環境など**

その他の項目は，随時情報を整理していくとよいでしょう。

■ Plan/Do/See で思考過程が見える経過記録を書く

『保健婦雑誌』の連載では，前述のありがちな事例を別の様式で相談記録として書き直して例示しています[1]が，ここでは，Plan/Do/See で書き直したいと思います。

【実践編1】で紹介した「Plan/Do/See」で書くときのポイントを使って，一緒に考えてみましょう。ではもう一度，図1の「ありがちな記録」(p.46)をじっくり読んでみましょう。

考えるプロセスを重視した記録では，書き出す前の段階から書き終えるまでの過程は，その支援過程を振り返り要約することになります。面接の内容を振り返り，対象者は何を求めていたのか，十分に聞き出せたのか，助言は対象者に受け入れられたか，保健師として助言や情報提供は正しかったか，などについて考えます。また，面接終了後，何がわかって何が不明なのかを明らかにする必要があります。保健師の立場だけではなく，「対象者のニーズにそった支援ができたか」に焦点を当てます。

記録は面接相談の概況として具体的な場面を再現するとともに，面接した対象者の発言内容，行動や表情を振り返って，面接の目的にそって事実を客観的に記し，情報を整理します。

それでは書き始める前に，記録に残したい概要を明らかにしてみましょう。

■書き始める前に：記録に記す概要を明らかにする

家庭訪問を終え，何を書くかよりも，聞いたことや観察したことを忘れないうちにと書き始めるのが，多くの保健師の書き方のパターンではないでしょうか。そのため，事例の全体の概要を振り返ることなく，さらに「目的」や「主張」したい内容も十分に吟味しないうちに書き始めることになってしまいがちです。そこで，まず書き始める前に，何のために何を書くかを明らかにすることが大切です。とくに，他の保健師へ伝えたいことや，保健師の判断，今後の見通しなど，書く順序やゴールを見定めながら，記録の概要を明らかにする必要があります。

この相談面接では長兄が主な発言者です。対象者の発言は時々出てきます。つまり，この2人の登場人物の訴えに耳を傾け，対象者の病状や生活能力について把握することが保健師の立場での面接テーマと考えられます。面接では，2人とも「一人暮らしをしたい」「長く家にはおいておけない，自立して欲しい」と訴え，同じ方向を見ています。また，この記録の目的は冒頭で示しているように「仕事をもち，一人暮らしが可能かどうかの方向性を探るため」となります。

この記録で主張したいことは，仕事することが可能なのかという判断と，どうすれば仕事ができるようになるのかについて，長兄が納得するような助言ができ

たかどうかです。長兄の事情も考慮しながら，対象者の自尊心を傷つけないように，自立を促す働きかけの提案です。盛田保健師は，「現状では，仕事はすぐには無理ではないか。むしろ，作業所等で実績をつくることが必要である」「主治医と今後の支援の方向性を話し合い確認する」という方向を打ち出しています。この結論が記録で主張することです。この主張を根拠づけるために，必要な情報を長兄の発言と対象者の訴えから，整理するということが次のPlanで書かれることになります。

■ Plan：主張を根拠づける情報を客観的に記す

　まず，目的である「一人暮らし」と「就労」について書かれた事実の収集が必要です。それが記載されている部分は，見つかりましたか？ありがちな記録のなかから探してみましょう。情報を振り返ってみます。ありがちな記録では，面接で得られた情報が面接の流れとともに記載されています。それは，ありのままの場面としては臨場感がありますが，記録に残すときは内容ごとのまとまりを作ると「何の情報が書かれているか」が一目でわかります。

　記載例（図3）を見てください。事例のように記録用紙の外枠を使って見出しをつけています。「現在の生活状況」の項目にそって，本人に関する「病状」「主治医の意見」「生活」および家族関係に関する「本人からの訴え」「長兄の訴え」に分類をしています。ここが大切です。この見出しによって，内容ごとに状況が整理され課題が見えやすくなります。しかも，それらの情報は，目的にそって，事実と意見を分け客観的（論理的）に書くことで，アセスメントの根拠として明確になってきます。

　把握した生活状況の事実から，暮らし方と暮らし向きを判断し，一人暮らしと就労の可能性を判断します。色文字で示した部分は，ありがちな記録のなかでは記されていません。しかし，生活の状況をつかむためには，このような情報が不可欠であり，「一人暮らしをする生活能力があるのかどうか」「どのような日常生活であるか」について，保健師であればきっと収集しているはずです。生活状況は面接だけでは限界があります。しかし現時点で聞き取れる範囲で，生活について記すことは精神障害者のリハビリテーションを考える上で基本的なことです。

　このように対象者の暮らし方に焦点を当てた情報を集約することで，一人暮らしと就労について今の時点でのアセスメントをし，その可能性を探るわけです。そして，保健師が長兄と当事者に情報提供と助言を行う場面がDoとなります。

■ Do：保健師の実践を記す；実践とは情報提供，助言・指導，他機関連絡などである

　Doは，保健師が実際に行った内容ですから，保健師の実践の意図とともに，断定的に表現することが大切です。できるだけ短い文章がよいです。一文で1つのことと意識してください。Planでこれまで記載した内容に基づいたDoの部分を記すわけです。例えば「～のため（事実）」「～と判断（アセスメント）し」「～を行った（実践）」という流れのなかで，最終的に保健師が「～を行った（実践）」内容

図3 Plan/Do/See で書いたインテーク面接記録

○○年○月△日(木)		初回所内面接 PM1：30～2：45 本人，長兄と ※生活歴，既往等の基本情報は別紙参照
《目的》		・仕事をもち，一人暮らしが可能かどうかの方向性を探るため
《主訴》		○本人；「腹痛が軽減したので働きたい，仕事を紹介して欲しい」
		「一人暮らしをしたい」
		○長兄；「働いて自立して欲しい」
《来所の経緯》		・仕事のことで障害者事業団へ相談に行ったところ，D市役所を紹介された後，A保健セ
		ンターに相談となった。
		・長兄より知人の議員に相談したところ，行政の相談機関への勧められと，さらにC病院
		へ通院しながら仕事についている患者もいると教えてもらった。
《収集した情報》	(病状)	長兄によると「精神的に安定している感じ」「子宮筋腫は最近落ちついてきてい
○本人について		る」と。
	(主治医)	2回目に入院した○病院に通院中。長兄によると主治医との関係は悪くなく，
		主治医より『薬をきちんと飲んで，穏やかに暮らすこと』と言われている
	(生活)	「時々自宅の様子を長兄と見に行くが，物が無くなったり，覚えのない物が置い
		てあったりと空き巣に入られて困るので，自宅に戻って一人暮しがしたい」と本
		人は，一人暮らしの理由を述べている。
	(生活リズム)	午前8時頃起床し，午後11時頃就寝している。
	本人より	「日中は，テレビを見たり，うたた寝をしたり，義姉の買い物に付き合っ
	聴取	たりしている」「家族以外の人との付き合いはない。食事は，何を作るか
		いってくれれば料理はできる」と話す。自室の掃除や自分の洗濯は，1日
		おきにしている。
○家族関係	(本人の訴え)	「兄弟が自分を監視する」「邪魔者扱いする」「自宅は自分のために母親
		が残してくれたものなのに取り上げようとする」と話す。
	(長兄の訴え)	「家族がいるため，本人を長くはおいておけない」
「面接時の……」		・空き巣について，長兄が「空き巣は入っていないだろう。鍵はきちんとかかっていた」
		というと，本人は「お茶の道具が無いし，知らないジュースがあったもの！」と大声を
		出し口論となった。
《アセスメント》		・被害妄想の症状が出現している可能性がある。精神科へ通院中とのことであるが，通院・
		服薬状況，主治医との関係が未把握である。長兄等家族との人間関係が病状へ影響して
		いる可能性がある。また，子宮筋腫の後遺症の管理に関連して，病院をかえた方がよい
		か長兄は迷っており，主治医変更により本人の病状が不安定になることが予測される。
		現時点では，就職は無理ではないか。作業所等で実績をつくることが必要である。さら
		に1人暮らしに関しては，本人の生活状況および病状に関して未把握であり，今後情報
		収集する必要がある。
《支援内容》		①「仕事が可能かどうか」と「病院をかえること」について主治医に相談するよう勧めた。
		②情報提供　・仕事はハローワークや職業適性相談所で相談できる
		・保健センターでは作業所の紹介はできる
		・生活保護の利用の仕方について説明する
		・保健センターの精神保健相談について紹介する
《反応》		主治医と仕事および転院の件を相談することについて，本人は了解する。
《計画》		①主治医へ，面接によって得られた生活状況と保健師がアセスメントした結果を連絡し，
		今後の支援の方向性を話し合い確認する
		②本人と主治医との相談後，保健師に結果を報告してもらう
		③その後，本人，家族，保健師で「一人暮らし」と「就労」について，本人の意向を尊重
		しながら長期及び当面の計画を決める
		④受診予定日△／×後，1週間以内に連絡がなければ，連絡することとし，本人の了解を
		得た。
		盛田文

Plan（《目的》～《アセスメント》）
Do（《支援内容》）
See（《反応》～《計画》）

このような「生活・暮らし方」がわかるような記述が重要で，一人暮らしが可能かどうかの判断根拠となる

を記します。しかも、ここではすでに実践した言動や行為の記述なので、そのまま「　」を使って、保健師の言動を記載する場合もあるでしょう。保健師の言動や行動を事実として記載してください。その意図や根拠はすでにPlanで示されているはずです。「〜と思われる」とか「〜と感じる」といった考えや印象は、事実とともに記載する必要があり、主観的で決めつけた、あいまいな表現となりやすいですから、書きたくなったら要注意です。

ここでは盛田保健師が、はっきり主治医の指示を得ること、情報提供として保健所のクリニックや作業所のことなど、自立した生活ができるような支援へとつなげるために紹介したことを示しています。このように、事実が書かれ、状況判断が書かれると保健師の判断やものの見方は一目瞭然です。そして保健師が行った助言や情報提供も意図的であったことが根拠として示されるのです。

■ See：保健師の実践に対する対象者の同意や反応を記す

次は、Seeです。この長兄は、保健師の助言や情報提供を納得したのでしょうか？

相談した結果、長兄の心配ごとは、何か解決したでしょうか？ 長兄は、今診てもらっている医師ではない、他の医師の判断が欲しいようです。病状の管理や治療に関して心配しているようです。

そこで、保健師のDoとして「『仕事が可能かどうか』と『病院をかえること』について主治医に相談するよう勧めた」ことが、長兄にどう説明されたかで長兄は不安になる可能性を危惧しました。そこで、計画として「本人と主治医との相談後、保健師に結果を報告してもらう」ことをあげています。さらに記載例のように、「受診予定日△／×後、1週間以内に連絡がなければ、連絡することとし、その旨本人の了解を得た」といった、対象者とのかかわりの頻度、接触方法や期間などを記しています。

このように、対象者の反応や同意を示すことで、計画が保健師サイドで検討した内容なのか、あるいは本人の同意を得ながら立案したものなのかが明らかになり、計画の実現性や信憑性が高まるのです。さらに、次回の面接に備えて、確認する必要のある内容や留意する点なども今後の計画にとって必要な内容です。この部分は可能な限り、行動レベルで期限を入れるように意識して記載するとよいでしょう。自分自身のかかわり方を意識化し、その問題の重要度を示すことになります。別な言い方をすれば、かかわりの頻度や期間の長さで、事例の問題状況の緊急性を示すといえるのです。

■書き終えたら：記録全体を評価する

では書いた記録を振り返って見ましょう。

保健師記録は、対象者の主訴による話しの展開から、保健師の思考過程と、それに基づいて行った支援がわかるよう書かれる必要があります。さらに、事実は病状に関連した内容に偏ることなく、価値観やライフスタイルなどの暮らし方や、経済状況などの暮らし向きから生活のしづらさをアセスメントするために必要な

情報が書かれていることが重要です。それには面接を振り返り，内容を要約することが必要です。そのためには記録の目的や主張を明らかにして，書く順序を決め，書いた結果，読み手の保健師に伝えたいことを明確にする必要があります。

記録を書き終えた段階で書いた記録を振り返り，その目的や主張が確実に伝わっているか，つじつまが合っているか，不足な情報はないか，事実は客観的に記されているか，自分のアセスメントや計画は妥当であるか，次の面接で明らかにしなければならない課題は明確かなど，8つのチェックポイント(【実践編1】表3, p.31)を確認しながら，記載内容をチェックします。

しかし，どんなベテランの保健師でも対象者の訴えた事実の受け止め方や焦点の当て方は，保健師により異なることがあります。それは記録には記載者のものの見方や専門職としての体験から考える視点の深さや方向が反映されるからです。完全にそれを切り離すことはできません。だからこそ，保健師がどのような客観的な事実を通して，どのように判断したのかを根拠として示すことと，主訴や面接時の対象者の様子を具体的に記すことが大切なのです。保健師のものの見方や判断を的確に示すことができ，それが現実的であればあるほど，読み手の保健師は書き手の思考とともに自分自身の思考展開を意識することができます。またその違いに気づきます。それが重要なのです。その違いを認識できるように書くことは，別な言い方をすれば記録を通して場面を再現させ，読み手と場面を共有することになるのです。その再現性のある記録は，保健師同士の判断や支援の共有化を促し，支援計画までの一連の過程を示すことで，他職種からの保健師業務の理解も促進されると考えられるのです。

ありがちな記録では，記録の最後まで読まないと事例の全体像をつかむことが難しい状況です。しかも読み手は状況をつなぎ合わせて，よく考えないと状況がつかめません。さらにそれは，書き方だけではなく，面接自体の見直しも必要です。保健師として「何を語ってもらいたいのか」が定まっていないと，面接者もすべてを語らざるを得ない状況も生まれます。保健師の思考過程を意識した面接は，意図的で系統的な情報収集を行う技術ともリンクし，記録の書き方は面接技術とも無関係ではないと考えます。

Plan/Do/See の書き方はいかがでしたか？

記録を「書き終えたら：記録全体を評価する」は，いつもの記録をチェックする評価項目としても活用できます。日常の記録を振り返り，まず自分の記録を読み，良い点や弱い点を分析してみてください。事実の表現は適切か，情報の吟味はできているか，相手の反応は記載しているか，全体に筋道が通っているかなどです。きっと，新しい発見があるでしょう。自分自身の見方や記載のしかたを客観的に見るチャンスです。

【引用・参考文献】
1) 福田千里, ほか：【精神保健相談の記録：Part 1】支援の鍵を握る初回面接！ 保健婦雑誌, 58(3)：255, 2002.
2) 藤巻秀子, ほか：全国の精神保健福祉活動に関する調査から見えた現状と課題. 保健婦雑誌, 57(11)：836-841, 2001.

3) 高階恵美子,ほか:自治体の保健婦による保健活動の実績.保健婦雑誌, **57**(13):1062-1068, 2001.
4) 東京都総務部地域保健課:東京都保健所における保健婦・士の相談記録に関するマニュアル, 2001.
5) 高階恵美子:精神障害者の地域生活を支える精神福祉行政.保健婦雑誌, **57**(11):828-834, 2001.
6) 東京都福祉局子ども家庭部(編):児童虐待の実態―東京の児童相談所の事例に見る.東京都生活文化局広報広聴部情報公開課, 2001.
7) 東京都福祉局子ども家庭部計画課,東京都衛生局健康推進部母子保健課,東京都教育庁指導部初等教育指導課(編):子どもの虐待マニュアル―虐待への気づきと対応,援助のために. 1999.

実践編 4

虐待を疑う母子の訪問記録

情報収集とアセスメントを記録する

虐待を疑う母子の訪問記録の難しさ

　保健師が虐待の疑いをもつ母子をモニターする目的は何でしょうか？ 保健師は母子の子育て環境をアセスメントするのであり，メインテーマは母と子の安心した生活づくりなのです。母親が新しい環境のなかで新しい役割を獲得し，子育てに順応し安心して子育てができるよう支援することであり，子どもが健やかに成長・発達を遂げるように見守ることなのです。虐待は子どもの生命を脅かす重大な問題であり，決してその兆候を見逃さないことが予防の目的にもなります。また，保健師の観察項目は，母親の育児不安や養育態度，そして経済的問題や夫婦関係など，また，子ども自身の発育発達状況であり，これらから母親の育児に影響する要因が焦点となります。

　「虐待のリスク」は記録に残すとき重要な観察の視点であり，アセスメントや今後の支援を考える中心的な課題です。少なくとも，虐待がどのような症状で出現しているかをモニターすることが必要です。そのためには，保健師が何に着目し，何を観察しているかを示すことです。つまり，重要なのは虐待のリスクに関する保健師の観察項目とアセスメントを記すことなのです。

　記録の具体例で示しますが，保健師が記載するのは児の発育・発達，母親の養育態度や母子関係に影響を与えている虐待の疑いを示す症状や兆候です。すなわち，児の観察や，母親の言動や行為，生活環境等の状況を示す「事実」の描写，そこから総合的に状況確認と関係性を吟味することが大切です。そして保健師に対する母親の反応を関係づけ，母親が現状をどのように認識しているか，どのような支援を求めているのかを的確にとらえる事実が必要なのです。その結果，保健師としてどのように母子にかかわっていくことが必要なのか，現時点での母子支援の方針を示すことが重要です。すなわち虐待のリスクのモニターは，母子が健やかに過ごせる環境のアセスメントに他なりません。

　この事例では2つの記録例を紹介します。①電話相談をSOAPノートで記録する，②家庭訪問の記録をPlan/Do/Seeの記録様式で書くという2つです。

　さて順に追っていきましょう。

SOAPノートで書く電話相談の記録のポイント

　表1に保育士から電話で得た情報を示しました。これらの情報から，電話相談の記録をどのように記載しますか？　保健師の日常業務では電話相談は大変多いものです。すべてに記録が必要ではないと思いますが，時に個人記録を立ち上げることもあります。今回はそのような状況と考えてください。いつもと違う保育士からの通報に，南保健師は親身になって状況を聞きだし，SOAPノートで記録しました。

　図1の相談記録はSOAPで書かれており，情報からのアセスメント，そして計画が明示され，保育園への訪問の意図が明確にわかります。

　保健師の南さんは，保育士の相談を受けて保健師が初期対応として事実確認をした内容を保育士の言動と電話の向こう側に見える保育士の興奮状態，通話時間という時間的な情報をS（主観的情報）とO（客観的情報）で記載しました。初期対応の時期や方法，緊急性などに関する判断根拠としての情報として整理しました。

　このように記載される情報は保健師がアセスメントしたことや計画への根拠として，位置づきます。つまり保健師の支援計画の行為として，結論を導き出すために必要な情報を組み立てることが必要です。

　そして次のA（アセスメント）では，保健師のアセスメントが，①児の発達状況の把握，②児が受けている身体的虐待の程度，③母親の攻撃的な態度の背景要因として生活環境や成育史の探索，④保育士の不安感への支援の4点が明確に示されています。保健師は収集した情報を組み立て解釈し，児の安全と母親の生活態度に視点を移し母子の生活全体の環境に関して関心を寄せています。このように記すと，保健師がどのような観点からこの母子にかかわろうとしているのかが，わかりやすくなります。

　最後のP（プラン）では，児の発育・発達状況の確認と保育士への指導・助言で今後の対応について考えていく情報を収集するという保健師の支援のポイントと意図的なかかわりを計画しています。

表1　保育士から得た情報

児の氏名：田中　直人（H○○.○.△生）　□町保育園通園中
住　　所：○△区□町（H○○.○に△□区から転入）
家族状況：母　　田中　宏子（S○○.○.△生）　飲食店アルバイト
　　　　　叔母　田中　昌子（S○○.○.△生）　フリーター

> 入手した情報は解釈や判断を加えないで書く

- 昨日のお迎えの時間，母親がおもちゃから離れようとしない児の背中を傘で強くたたき，児が悲鳴をあげて逃げたところを目撃した
- 母が勤めにでている間，母の妹が世話をし，保育園の送り迎えも主に妹がしている
- この町には6か月前に転入してきたため，近隣とも交流はない様子。母は定職がなく，夜遅くまでアルバイトで生計を立てている
- 園での直人君の様子は，一人遊びが多く，他児に関心を示さない。表情が乏しく，言葉は「マンマ」「ワンワン」「ニャンニャン」程度。やや肥満傾向。園での食事には，「おかずをはしやスプーンで突っつく」「食べようとしない」など関心を示さない
- 2歳頃に自宅のポットのお湯をかぶって左手背にやけどのケロイド痕があり，入園後は手足に出血斑などをときどき見る
- 保育士・看護師は母親の本当の状況がつかめずに，子どもの養育環境の悪さが気になり，虐待が進んでしまうことを危惧している

図1　虐待を疑う電話相談記録のサンプル

H○○年	○○保育園の保育士，田中さんよりTELあり
○月△日（木）	虐待疑いの児について相談
S	昨日のお迎えの時間，母親がおもちゃから離れようとしない児の背中を傘で強くたたき，児が悲鳴をあげて逃げたところを目撃した。
O	田中さんの口調：いつになく興奮気味，通話は20分程度
A	①児の言語発達の遅れについては治療が必要かどうか，が気がかりである。
	②児の身体的虐待については事実確認が重要であり，実際に児の身体を観察することが必要である。
	③これまで育てていた養育環境については母親の状況など詳しい情報収集が必要である。
	④保育園で児や母親への対応や具体的な観察ポイントについて相談し，保育士の不安解消に助言が必要である。
P	1）明日10時，保育園へ訪問し，以下の確認を行う。
	2）児を観察し身体的虐待の有無，言語発達・発育について査定する。
	3）児の家庭環境について保育士の情報を整理する。
	4）今後の対応について，保育士と相談する。
	南　文子

> 観察データは対象者の行為と言動に焦点を当てる

> 児の発育状態と母の養育態度が情報収集とアセスメントのポイント

> アセスメントは保健師による観察データの解釈と意図を明確に示す

> 支援計画として家庭訪問の目的を表現

> 保育士へのサポートの必要性を示す

Plan/Do/See で書く記録のポイント

■保育園への訪問により得られた情報をさらに活用する

　南保健師は，保育園へ訪問すると図2のようなサマリーを受け取りました。ここには，保育園入園時の面接記録からの情報，入園後に直人君の身体に見られた皮下出血斑や挫傷痕などを示した看護師の記録と虐待のエピソードがまとめられていました。また直人君の傷について母親に尋ねたが「原因はわからない」と答えているという記述も添えられています。南保健師は，このサマリーをもとに保育園の保育士・看護師からさらに詳しく話を聞くことができ，これまでの経緯を知ることができました。また，母親のこれまでの生活や児の発育，家族構成についても，状況が見えてきました。

　そこで保育園への訪問結果を記録にまとめました。その記載例は2002年の『保健婦雑誌』連載で示しています。この記録例では，虐待の事実関係を確認し問題の緊急性を判断した結果を記しています。

　保育園から調整機関の保健センターに相談として虐待の情報が伝えられたことで，保健師による今後の計画が立てられることになります。保健師の南さんは保育士の相談を受け，実際に保育園へ訪問し，児を観察した結果，訪問記録を書きました。

　保育園から通報を受けた保健センターの地区担当保健師は，初期対応として，重要な事実の確認と虐待の発生要因としてのリスクをキャッチしています。保健

図2　保育園から渡されたサマリー：サンプル

平成○○年○月△日 入園面接 　母・児の様子	母，母の妹，児の3人が来園。 面接時の質問（家での様子，健康状態などについて）に対して，母は答えられず，母の妹が答えることが多い。母は児が言葉を話せないことについて，「育児を妹に任せており，いつも1人でテレビを見て育ったせいだ。少し（発達が）遅れているところもあるが，これから私が育てれば取り戻せるから大丈夫」と緊張した表情。児は面接の間，1人で遊び，母のもとには来たがらない。
熱傷について	左手背にケロイド痕あり，母に問うと，平成11年11月（2歳1か月）自宅にてポットのお湯をかぶって左手背・指に深達性熱傷を負う事故があり，植皮手術を受けたとのこと。
入園後 平成○○年○月△日 平成○○年○月△日 平成○○年○月△日 平成○○年○月△日	右臀部に皮下出血斑　3cm大　1か所 左大腿伸側に皮下出血　3cm大　1か所 左上腕内側に挫傷　2cm大　1か所 左上背部に内出血斑　4cm大　1か所 おもちゃから離れようとしない児の背中を母親が傘で強くたたき，児が悲鳴をあげて逃げていったところを保育士が目撃。 ※上記いずれに対しても，母親は「原因はわからない」と答える。

図3 基本情報用紙のサンプル

<table>
<tr><th rowspan="2">家族状況</th><th></th><th>氏　名</th><th>続柄</th><th>生年月日</th><th>職業</th><th>収入</th><th>同居有無</th><th>保護者に○</th><th>備考</th></tr>
<tr><td>1</td><td>○△　直人</td><td>長男</td><td>H○○.○.△.</td><td>○○保育園</td><td></td><td>同居</td><td></td><td></td></tr>
<tr><td></td><td>2</td><td>○△　昌子</td><td>妹</td><td>S○○.○.△.</td><td>無職</td><td>なし</td><td>同居</td><td></td><td></td></tr>
<tr><td></td><td>3</td><td></td><td></td><td></td><td></td><td></td><td></td><td></td><td></td></tr>
<tr><td></td><td>4</td><td></td><td></td><td></td><td></td><td></td><td></td><td></td><td></td></tr>
<tr><td></td><td>5</td><td></td><td></td><td></td><td></td><td></td><td></td><td></td><td></td></tr>
<tr><td></td><td>6</td><td></td><td></td><td></td><td></td><td></td><td></td><td></td><td></td></tr>
</table>

家族関係	○○県在住	既往症 特になし

生活歴・学歴・職歴	○○県にて出生。家は自営業でわりと裕福な家庭。 小・中学校　父母は仕事に忙しくあまり構ってもらえず、厳格な祖母に厳しく育てられる。よくたたかれていた。 　　　　　　弟は長男ということでとても大事にされていた。 　　　　　　両親の仲は悪く、母親はよく泣いていた。 高校　県立高校へ進学。卒業後は音楽学校へ行きたかったが、反対され断念。 19歳　就職を機に上京。友人と共同生活。アルバイトを転々とする。 21歳　児を思いもかけず妊娠。驚いたが出産することにした。 22歳　児を出産。2か月後、児を実家に預ける。 25歳　□○区に転入。児、上京した妹と同居。

> 聞き取り内容を時系列に整理するとわかりやすい

経　済	本人の給与所得
医療費	
住　居	2DKの賃貸アパート
信　仰	

師の判断を保育士に伝え、保育士との問題の共有化、緊急介入の判断についても具体的に取り決めています。さらに、虐待発生のリスクを最小にするため、児の発達状況の把握と母親の生活状況の把握にも焦点をあて、緊急に情報収集するために母親への家庭訪問を計画しています。

■家庭訪問を記録にまとめる

南保健師は訪問から戻り、家庭訪問で得た情報について基本情報用紙を使って整理しました（図3）。経過記録はPlan/Do/Seeで考えてみましょう。事例の場面を紹介します。まずじっくり場面を読んでみてください。

ここで、Plan/Do/Seeで書くときのポイントを使って、家庭訪問の記録を書いてみましょう。

Plan/Do/Seeだからといって特別な書式ではありません。記載する柱や流れを意識して構造化することが大切です。そして書くことにつながりをもたせて、読み手になるほどと思ってもらえればよいのです。それを意識して解説していきたいと思います。では、書き始める前に何を書くかを考えましょう。

まず表2, 3を読んでください。

実践編 4 虐待を疑う母子の訪問記録

表2 訪問までの経緯

　南保健師は，直人君の様子と同時に，母親にも何らかの支援が必要だが，母親の生活状況は不明であり，母親は子どもを育てることの大変さを1人で負い，苦しんでいるのではないかと考えました。虐待発生のリスクを最小にするため，児の発達状況の把握と母親の生活状況の把握にも焦点をあて，緊急に情報収集するために母親への家庭訪問を計画しました。南保健師は，保健センターとのつながりを調べ，保健センターの3歳児健診未受診を理由に，この親子とのかかわりの糸口にすることにしました。

　平成15年5月9日(金)，直人君の家に電話をすると母親は自宅で休んでいました。保健センターからの突然の電話に驚いた様子でしたが，3歳児健診が未受診であることを伝えると，「とても健診に行く余裕がない，子育てが大変。」と話してくれました。訪問を提案すると意外にも了解が得られ，午後3時ごろ訪問することとなりました。

表3 訪問場面

　訪問すると，家は古いアパートでした。昼間だというのにカーテンを閉めたままの薄暗い中で，母親が迎えてくれました。部屋は2DKで，寝室は布団が敷いたまま，床には綿ぼこりがあり，台所にはゴミがたまり，タバコの吸殻やインスタント食品の食べかすが転がっていました。母親の話では，「仕事を探して転居してきたが，近所付き合いもなく友人もない」ということでした。

　南保健師がこれまでのいきさつを尋ねると，母は直人君の妊娠からこれまでの経過を次のように一気に話しました。南保健師は，それらをうなずきながら聞いていました。
・21歳のとき，直人君は思いがけない妊娠であった
・生後2か月から夜泣きがひどく，実家に預け母と妹に育ててもらっていた。しかし，いつまでも預けていてはいけないと思い，自分で育てるため引き取った
・昼は食堂でアルバイトし，夜はスナックで働き生計を立てている
・直人君の世話は，日中は保育園，夕方から夜は妹に頼み，休日は自分が世話をしている
　また，直人君が言葉をあまり話せないことについて，「育児を妹に任せており，いつもひとりでテレビを見て育ったせいだ。少し遅れているところもあるが，これから自分が育てれば取り戻せるから大丈夫」と緊張した表情で話した。

　まもなく，母親の妹が直人君を保育園から連れて帰ってきました。妹は保健師に軽く会釈をすると，「買い物してくる」とまた出かけていきました。直人君は帰ると冷蔵庫に駆け寄り，ジュースを飲み，炊飯器のご飯をしゃもじで食べたりしていました。そんな直人君を母親は大声でしかり，直人君が母親にジュースを差し出しても無視したり，たたく真似をしたり，タバコの煙を吹きかけたりし，直人君はそのたびに肩をすくめ，目をつむり，泣きながら壁に頭をぶつけることもありました。直人君は最後まで母親に甘えてくることはありませんでした。

　南保健師は，①虐待が生じやすい子育て環境として，生活の困窮や母親の生活上のストレスを確認しました。これらを軽減して緊急事態が発生するのを未然に防ぐため，また，この母親が保健師の訪問を受け入れたのは，おそらく何らかの支援を求めていたからだと考え，母親と適度な距離を保つことで状況の改善を試みることにしました。そこで南保健師は，母親に「大変なときはいつでも相談にのるので，気軽に相談してほしい」と伝え，これからも訪問することを提案し，母親の了解を得ました。また，区の保健センターの事業を紹介し，約1時間30分の訪問を終えました。

■書き始める前に：記録に記す概要を明らかにする

　この事例で登場する南保健師は，3歳児健診の未受診を理由に家庭訪問のきっかけを作りました。この家庭訪問の目的は，**表2**のアンダーラインで示しているように，これまで保育士と面接し，児を観察したが，「母親の生活状況は不明である」ことが明らかになったことから始まります。さまざまな情報から南保健師は，まだ見ぬ母親に関して，「母親は子どもを育てることの大変さを1人で負い，苦しんでいるのではないか」という仮説を立てたわけです。この大変さや苦しさが実際にあるのかどうか，あればどうすれば子育てがうまくできるのかが支援者としての重要な視点です。

　そこで，「虐待発生のリスクを最小にするため，児の発達状況の把握と母子の生活状況の把握にも焦点をあて，緊急に情報収集するために母親への家庭訪問を計画した」というように保健師の意図が導かれています。要約すると，家庭訪問の目的は，支援の方向性を探るために①家庭における母親と児の生活状況の把握，②母親の育児についての思いや考え方を把握する，の2点です。

　次に，記録で残したい主張は何でしょうか？　それはこの家庭訪問で何がわかったのかということです。つまり，目的に対応して，その結果，何がわかったのかを言語化することです。具体的には，目的①について：家庭における対象者と児の生活状況の確認→情報収集の結果，何が必要であると考えましたか？　目的②について：母親の育児についての思いや考え方を把握する→母親は「どのような支援を望んでいる」ととらえましたか？　ということです。そして，その結果，保健師として「どのようにこの母子を支えていくのか」を表現することが必要です。

　このようなポイントは書く前に考えることで，この記録によって何を残すのか，読み手に何を伝えるのか，保健師として何を示せばいいのかを考えることになります。このことは家庭訪問全体を要約することであり，家庭訪問の実施概要を整理することでもあるのです。これは，保健師が意識して言語化する必要があります。

　この家庭訪問の結果，保健師は以下のような思考展開をしています。①母親の生活は非常にストレス状況にあり，疲労困憊状況で生活全体が荒れている，②それは，虐待が生じやすい子育て環境である，③母親は，こんなにストレス状況にあるのに家庭訪問を受け入れた，④母親は何らかの支援を求めており，状況の改善が必要である，と判断しています。⑤児については発達の要観察状況であり，何とか保健センターとつながりをつける必要性を感じています。これらのことから次の訪問の同意を取り，区の保健センターの紹介をしています。

　この目的と結果がこの家庭訪問を実施した記録で伝えるべき「主張」の概要です。この概要を読み手に根拠をもって伝えることができるように，次のPlanで記載する情報の吟味をすることになります。

　ではこの事例を，Plan/Do/Seeで書いた例を示します（**図4**）。記載例を参考にしながら，書かれた内容を吟味してみてください。

実践編 4　虐待を疑う母子の訪問記録

図4　Plan/Do/See で書いた家庭訪問記録例

訪問日時	平成○○年　○月△日（金）15：00〜16：30	
相談方法	（訪問・面接・電話）　対象者（○△　弘子さん，直人くん）	
相談経緯	地区担当保健師より電話し，家庭訪問を申し出る	
訪問目的	今後の支援の方向性を探るために ①　家庭における母親と児の生活状況を確認する ②　母親の育児についての思いや考え方を把握する	家庭訪問の前に，目的を必ず明らかにしましょう

Plan

主訴 （対象者の言動に着目する）	「（直人くんがあまり言葉を話せないことについて）育児を妹に任せており，いつも1人でテレビを見て育ったせいだ。少し遅れているところもあるが，これから自分で育てれば取り戻せるから大丈夫。」 「仕事を探して転居してきたが，近所つきあいもなく友人もいない」
収集した情報 （情報の内容別に見出しを付けるとわかりやすい）	〈室内の状況〉2DKの古いアパートの2階。カーテンは閉め切ったままの薄暗い室。床にはほこりやゴミが散乱。寝室には布団がしいたままである。 〈母親の様子〉子どもの前でもタバコを吸い，煙を子どもに吹きかけている。子どもへの声がけは少なく，子どもの要求に対しても，無視することがある。いたずらに対しては，大声でしかり，たたく真似をする。 〈子どもの様子〉保育園から帰宅後，1人で電車などのおもちゃで遊んでいる。台所に行き，自分で冷蔵庫を開け食料品を取り出したり，お釜からご飯をすくい，しゃもじのまま食べている。母親に怒られると，目をかたくつむり，泣きながら頭を壁にぶつけたりしていた。訪問中は母親に甘える様子は見られなかった。 〈母親の話〉昼は食堂のアルバイト，夜はスナックに勤めている。（午後12時に家を出て，帰宅は深夜2時頃）「児は自分をイライラさせる」「言っても分からないので時々は手がでてしまう」「児は思いもかけず妊娠してしまった子ども」「生後2か月から夜泣きがひどく，実家に預け，妹が育てた」 〈妹の様子〉保育園から帰ると児の世話をしながら，台所で片づけを始める。
アセスメント （ポイントを抑えてアセスメントをする）	①養育態度について 　児の養育に対しては責任を感じつつも，無視や大声でしかったりたたくなど，そのかかわりにはイライラした様子がみられる。 ②母の生活状況 　母親の生活は，昼夜，働きづめで疲れており，時間的ゆとりもない。これらから，母親の経済的な困難さを支える生活支援，精神的な受け止め，リラックスする時間が必要である。保育園への通園は児の安全の確保であり，母親は休息時間となる。 ③児の発育について 　児は言葉の問題など心身の発達の遅れがあり，さらに母親にはなつかないなど，精神的な不安定さから，発達相談や通所訓練が必要である。 ④母親の養育支援者として，妹にも考えを聞いてみる必要がある。

※否定的な内容のときは表現に要注意

Do

支援内容	・相談者に対しての共感と労い，今後，相談にのっていきたいことを話す。 ・育児相談や育児サークルを紹介する。 ・子どもの発達については発達相談で訓練を受けることをすすめる。
相談者の反応 （対象者の反応は介入の評価）	・PHNが訪問し児の様子を見るのはかまわないと，訪問に対する受入の発言あり。 ・初対面であるが訪問中は自発的な発言がみられた。 ・育児サークルなどには関心を示さない。

See

今後の計画 （計画は保健師の行動表現で示す）	・ネットワークミーティングの合同会議を21日までに開催し，関係機関で情報の共有と役割の確認を行う。至急，関係者に連絡をとる。 ・合同会議召集者：保健センター（主査，担当者），保育園（保育士，保育課），児童相談所，発達相談担当者等を検討する。 　　　　　　　　　　　　　　　　　　　　　　　　　　　　　　　　　　南　文子

※期限を明確に

※（　）の内容は，表2，3には書かれていないが記録として残す必要のある情報である。

■Plan：主張を根拠づける情報を，客観的に記す

　この家庭訪問記録では，Planの内容を大きく訪問目的・主訴・収集した情報・保健師のアセスメントに分けています。このほかの情報としては，基本情報用紙に整理しています。ここでのポイントは，家庭訪問で収集した情報は，この家庭訪問記録にすべて書く必要はないということです。さきほどの書き始める前に，何について書くか決めた内容に必要な情報だけを抜粋して記載していきます。

　南保健師は収集した情報を，5つに要約し1つひとつ関連した情報を一まとまりにして記載しています。すると，どんな情報が書かれているか一目でわかりやすくなります。そしてこの情報から保健師は，何を判断したのか，アセスメントした内容が次に示されます。

　南保健師はこれらの情報から，4つの内容についてアセスメントしたことを整理しました。それは，①母親の養育態度，②母親の生活状況，③児の発育の遅れ，④母親の支援者の状況です。このアセスメントをまとめて内容をわけて書くことで，母親は育児に疲れてきており，子どもを受け入れがたい母親の葛藤が見えます。そして，直人君が保育園に通園していることは，母子が離れる機会として大きな意味があり，児の安全が確保されるとともに母親にとっても休息の時間であると南保健師が判断したことがわかります。

　次に母親の生活状況については，部屋の散乱状態，たばこやインスタント食品のゴミから，生活の不規則や食生活の困窮さを見て，かなりのストレス下にあると判断しています。さらに，児の発育の遅れへの介入計画と，母親をサポートする妹にも関心を寄せ，何らかの支援計画を立てることをほのめかしています。

　これは訪問目的と対応しています。このように，訪問目的の結果がここで示され，保健師への助言へと流れていくのです。表3（p.64）の訪問場面の文章に，アンダーラインで示しました。保健師の具体的な支援内容が「　」で示されています。

■Do：保健師の実践を記す；実践とは情報提供，助言・指導，他機関連絡などである

　次のDoでは，このような情報から判断した内容を保健師が実際，対象者に対して行った情報提供内容や説明，サービスの紹介，指導・助言，などの行為や言動の内容を要約して記載しています。必要時，「　」で，助言内容や説明内容を示すことも重要です。要約しすぎて，まとめすぎると主観的になりがちですので注意しましょう。

　この南保健師の情報からのアセスメントと支援内容との整合性はいかがでしょうか？　筋道は明瞭でしょうか？　実際，現場の保健師の立場で，いろいろ考えると，さまざまな可能性も推測されます。「私だったら…」「もっと他にいいアドバイスがあるのに…」「…について聞かなかったのかしら…」など，読み手は考えることができると思います。

　実はこうして考えられることが重要なのです。南保健師が「こう考え，こう助

言した」という支援内容について妥当性や状況判断の適切性を示すことができるのです。この筋道が通っていることで，読み手に「なるほど」と思わせることができるのです。逆に「なぜ？」と言うことも発生するでしょう。それが大切なのです。

　この事例で実施した保健師の支援は，「助言」と「情報提供」です。記録のなかに，虐待の疑いを前面に出さなくても，保育士から指摘されている言語発達上の遅れや食生活の変調による栄養状態の偏り，肥満傾向に対して，適切な育児についての助言・指導が必要なケースであることを強調し，母親との接触を維持することで状況の改善を試みようとしていることがわかります。つまり，虐待が生じやすい子育て環境として，生活の困窮や母親の生活上のストレスを確認したのですから，これらを軽減し緊急事態が発生するのを未然に防ぐための対策として記録として言語化し，予防的介入として明示しているのです。

　では次に，Seeの段階へ移ります。

■See：保健師の実践に対する対象者の同意や反応を記す

　南保健師が実施した支援内容に対象者はどう反応したでしょうか？　納得したでしょうか？　それとも関心を示さなかったのでしょうか？

　このように，Seeの段階は，行った支援に対する評価として位置づきます。それによって次の計画に関連していくのです。事例の文中に，「訪問することを提案し，母親の了解を得ました」と書かれています。このような対象者の反応は意識して書くことが重要です。それは保健師の助言が効果があったのか，なかったのか，対象者は受け入れたのか否かを示すからです。

　そして収集した情報に漏れはなかったか，アセスメントは十分にできたか，家庭訪問全体を保健師自身で評価し，今後，何が必要であるかを考えます。南保健師は，この事例についてはネットワーク会議を招集して，地域で共有し解決していこうと考えています。その意図がわかるように来週中という期限を記載しています。それによって，この事例への支援の緊急度を表現しているのです。計画はいつ・誰が・どのようにが示されるといっそうわかりやすくなります。これまで，あまり記載されないことが多かったようですが，評価がしやすくなり，今の時点での目安を出しておくことで，読み手にその重要性を伝えることができます。

■書き終えたら：記録全体を評価する

　さて，最後に記録全体を読み返しましょう。

　書いた内容を何度も読み返し，家庭訪問の目的は明確か？　これでよかったか？　観察事項は正確に書かれているか？　この母子事例の家庭訪問を同じようにイメージすることができるだろうか？　根拠となる情報は書いただろうか？　今後の計画は具体的だろうか？　と何度も読み返してみましょう。

　全体の流れと書かれていることの関連性や整合性があるかを見てみましょう。不要な情報を書いていませんか？　漏れている情報はありませんか？　記録の主張にそって，読み手にすっきりと伝わりますか？

この記載例は書き方の一例で，必ずしも完璧ではありません。やや長い傾向があると感じています。しかし，家庭訪問で得た情報から，具体的なアセスメントや判断を示し，今後の計画への流れを作っていること，そして家庭訪問の目的を軸に最後まで首尾一貫して書くということを，イメージとして感覚的につかんで欲しいと思っています。

　この「書き終えたら：記録全体を評価する」は，いま書いている自分の記録をチェックするポイントとしても活用できます。自分自身の記録を読み返して，内容が読み手にまっすぐに伝わるかどうか，記録のメッセージとして目的や主張を明確に示しているか，整合性はあるか，客観的かなど，8項目ありますので，1つひとつ自己評価してみるとよいと思います。多くのことに気づき，きっと「こうすれば書ける！」と自分なりに解決できることがあるはずです。まずは自分の記録を読み返すことから，わかりやすい記録の書き方の学びはスタートするのです。

実践編 5

連携・協働を促進する
ツールとしての記録

児童虐待事例を多職種で共有する記録

　ここでは，初期対応から関係者会議の召集へという保健師のネットワーク機能で記録を活用する場面です。事実を整理し問題の構造を確認する，組織で共有するための会議録を作成し会議を企画することがテーマです。

　今回の相談事例は，南保健師の初期対応によって，会議召集という場面を迎えます。関係職種での情報共有とアセスメントツールを使って状況判断を共有化するには，どんな記録を用意する必要があるのでしょうか。生きたネットワークを作るには，効率的で的確な情報の共有により，緊急介入のタイミングをお互いが知ることから始まります。

　各地で児童虐待防止ネットワーク会議が開催されるようになり，都道府県レベル，市町村レベルの連携システムが整いつつあります。東京都児童相談所は過去の虐待事例を分析し，虐待防止ネットワークは，虐待事例の問題解決だけでなく，育児支援機関としても大きな効果が期待でき，地域の子育て支援の中核会議として位置づけることが重要であると提言しています[1]。

　連携・協働を基盤とした仕事のやり方は，どの専門機関にとっても未経験の分野です。情報開示が進む今日，正確な判断力と機敏な対応能力を期待されたネットワーク会議の運営上からも，記録の質の確保は緊急の課題といえます。

■会議録で示す基本情報を吟味する

　虐待事例の基本情報は，"保健の目"と"福祉の目"が一体となってアセスメントできる共通シートで整理されることが理想です。

　虐待に関する関係機関は，各々で個人カルテを作成し管理していますが，機関ごとに収集しやすい情報の内容は若干異なっています。たとえば保育所は児の発達や日常生活での出来事，保護者との接触ややりとりに関する情報は多くもっています。しかし，家族状況や居住環境，近隣の人々とのかかわりは，保健所や保健センターのほうが情報をもっている可能性があります。また，"保健の目"は保護者の経済的背景や暮らしぶりをアセスメントし，児だけでなく母親など家族に

働きかける支援方法をもっています。そのため，多機関が集まって事例検討会をもち，関係職種が保有する情報をつき合わせ，より正確な情報を短期間で把握し，支援の方向性や方法を多角的な側面から検討し，効果的な成果を生み出せるよう役割分担することが必要になります。

そこで大切になるのが，事例検討会で使用する共通の基本情報シートです。児童虐待への介入は，子どもの命を守ると同時に養育者への支援でもあります。とくに子育ての不安やストレスを抱える養育者は，保健師の支援対象者でもあります。そのため，児の状況だけでなく，養育者の情報が整理されていなければ十分な討議はできません。このような連携会議での討議事項，つまり虐待の事実や養育上の問題点などの情報は，多くの場合，過去に関係機関が支援してきた経過から抽出することになります。

会議の目的に照らして，記載項目と枠組みを検討し作成した基本情報シートを図1に示します。下記の6つの枠組みで情報を整理しています。

- 基礎情報：児・家族の属性と基本情報
- 養育(者)の状況：養育者の生活，ライフヒストリー(生育歴)，既往歴，現病歴，養育者の経済状況，主な収入源，社会的交流(親族・友人・近隣など)，虐待の事実
- 児の状況：児の発育・発達状況，生活状況，既往歴，現病歴，虐待アセスメントツールの得点(必要時)
- 支援体制と経過：これまでかかわった支援者とその動き(対応)，相談受理から現在までの経過
- 問題点：上記の経過から抽出される問題点
- 会議で検討したいこと：事例を提出した理由(会議録にも転記する)

■基本情報シートに記載する内容

●基礎情報

児・家族の属性には，氏名，生年月日，年齢，性別，住所，連絡先，所属機関(機関名，クラス，担任名)，職業(勤務内容，勤務形態)が必要です。さらに個人を理解するうえで必要な基本情報として，血縁関係だけでなく同居者も含め家族構成を記載します。家族関係図は両親や養育者だけでなく，祖父母や兄弟，影響を及ぼす友人なども記載することが必要です。

児童虐待ケースでは，複雑な家族関係の背景をわかりやすく表現することが，その後の支援を考えるうえで役に立ちます。『保健婦雑誌』Vol. 58 No. 4. 249, 2002「精神保健相談の記録」で触れたファミリーマップ(家族関係図)やジェノグラムなどを活用しましょう。さらに，近隣との交流・協力関係を書き加えておけば，児・養育者の置かれた状況がより理解でき，緊急時の対処の仕方を考えるうえで役に

実践編 5　連携・協働を促進するツールとしての記録

図1　虐待事例に関する基本情報シート

平成 ○○ 年 ○ 月 △ 日		文書番号：NO.＿＿＿＿＿＿＿＿＿＿＿	
記載者氏名：秋山夕子		所属機関名：○○市保健センター	

> 安全な文書管理があってこそ，安心して事実が書ける

基礎情報

被虐待児	氏名（フリガナ）	○△　直人　　（男）・女		住所	○○区△△町
	生年月日	平成○○年○月△日		年齢	4歳8か月
	就学状況	未就学／＿＿××区立○○＿＿（保育園）・幼稚園・小学校・中学校・高校　　　年　星　組　担任：田中啓子			

家族	氏名	年齢	性別	続柄	職業など	特記事項	家族関係図・養育者間の関係図
	○△ 弘子	23	女	母	飲食店アルバイト	家庭訪問は拒まない	（家族関係図：父□－母○／叔母○、本人◎）
	○△ 直人	3	男	本人	○○保育園		
	○△ 昌子	21	女	叔母	フリーター	母親の妹	

> 血縁関係だけでなく同居者も記載！

- 母：児の保育園への送迎は同居の妹に任せている。毎日忙しく、園の行事にはうながされると参加する状況。7か月前より児と同居。
- 叔母：生後2か月より同居。
- 父：児の出生前より交流なし。

養育（者）の状況

	氏名	養育状況・就労状況・生育歴など
養育者の生活	○△弘子	主たる養育者。児とは7か月前より同居するようになった。飲食店で夜遅くまでアルバイトをして生計を立てているため、児の世話は妹に任せてきた。家庭訪問時の自宅の状況は、タバコの吸い殻が入ったままの灰皿やインスタント食品の食べかすがある。台所も使用済みの茶碗や鍋などが洗わないでシンクに置いてある。子どもへの声かけも少なく、子どもの問いかけを無視したり、たたくまねをするなどが見られた。児は母親の元へは寄りつかない。
	○△昌子	母より聴取：生後2か月より児を養育。現在フリーターで、児の面倒を見る条件で、児の母親が生活費を負担し同居している。保育園の送迎も行う。家では、室内でテレビを見せ、児が1人で過ごすことが多い。食事はインスタント食品やファーストフード中心の食事である。友人から遊びの誘いがあると、夜でも児1人を置いて、出かけてしまうことがある。

虐待の事実	1. 原因不明の外傷が見られる：鈴木園長、田中保育士からの情報 ●［平成○○年○月△日］右臀部に皮下出血斑3cm大，1か所、［平成○○年○月△日］右大腿伸側に皮下出血3cm、左上腕内側に挫傷2cm大、各1か所、［平成○○年○月△日］左上背部に内出血斑4cm大，1か所、いずれの外傷も母親は「原因がわからない」と述べている。 2. 母の養育態度について：田中保育士・保健所南保健師よりの報告 ●保育園の面接時、おもちゃから離れようとしない児の背中を母親が傘で強くたたき、児が悲鳴をあげて母の妹の側へ逃げて行ったところを田中保育士が目撃。 ●南保健師の家庭訪問では、母の子どもに対する声かけが少なく、要求に対して無視することが多い。いたずらにも怒り、たたいたり、たたくまねをするなどが見られた。

> 最も重要な情報！虐待者の態度・行動などをありのまま記載する

健康	母親および妹に治療中の疾病はない。	
養育環境	住居	戸建て・マンション・（アパート）／所有・（賃貸）　家賃：65,000 円
	経済	●生計維持者（続柄）：母親 ●主な収入：（給与）・年金・生保・その他 ●経済状況：アルバイトなので、長時間働いても毎月の生活がやっとで貯金などはない。
	社会的交流 友人・近隣など	6か月前に転居してきたばかりなので近隣との交流はない。妹以外に付き合いのある人は少ない様子。親しくしている友人もいない。自分の親とも日常的な交流はない。

> 支援体制を考えるうえで大切な情報

(図1のつづき)

児の状況		
発育・発達の状況	身体発育	□身長：__112.6__ cm，　体重：__27.5__ kg，　カウプ・ローレル指数：__21.7__ （平成○○年○月　測定）
	妊娠中分娩	□経過：(健康)・異常あり（　　　　　　　　　　　　　　　　　　　　　） □分娩：(正常)・異常あり（　　　　　　　　　　　　　　　　　　　　　）
	健診状況	□乳児健診：受診(未受診)済み）結果（　　　　　　　　　　　　　　　　　） □1.6歳児健診：受診(未受診)済み）結果（　　　　　　　　　　　　　　　） □3歳児健診：受診(未受診)済み）結果（　　　　　　　　　　　　　　　） □その他
	発達	□言語：「うまうま」「ばいばい」など単語が3～4語。ときどき模倣はするが，言語の内容は理解していない様子。文字には執着を示し，繰り返し書きつづける。 □社会性：他児への興味はなく，働きかけにも無表情。室内での1人遊び（ブロックなど）を好む。 □運動：
生活状況	食事	家ではファストフード・インスタント食品などが多く，園での食事には興味を示さず，食べない。
	排泄	おむつがとれたのは最近である。便意・尿意とも訴えることがなく，家ではおもらしが多い。
	清潔	身だしなみは良好。
	睡眠	睡眠不足なのか，午前中はあくびが出たり，ごろごろしていることが多い。
	生活リズム	夜中の12時頃まで，テレビやビデオを見て朝の寝起きが悪く，なかなか起きないとのこと。
	その他	最近ままごと遊びをするようになる。テーブルに皿を並べたり，食べ物を置いてみる。 入園前までは，他児との関わりがまったくない生活を送ってきた。
病歴	現病歴既往歴	入園前は不明。園での健診では，齲歯以外は問題なし。平成10年11月にポットのお湯をかぶり，左手背に深達性熱傷を負う事故で植皮手術を受けた。 かかりつけ医・連絡先：

身体的発育値は客観的な重要情報

客観的判断材料のひとつ

虐待リスクアセスメント表：　高いリスク9個，中位のリスク11個，低いリスク4個，不明1個
虐待重症度アセスメント表：　52得点

支援体制と経過				
通告	《通告者》　●○○保育園鈴木園長から，保健所および児童相談所へ連絡が入った。 《通告理由》　●右記の理由により虐待の疑い。1）原因不明の外傷，2）母親の養育態度			
関係機関の支援経過	関係機関名	担当者名・職種	支援の経過	備考
	○○保育園 TEL：0000-0001	鈴木彩子　園長 田中啓子　担当 福田幸子　看護師	平成○○年○月より保育を開始。 児の原因不明の外傷，母の養育態度から虐待を疑い，関係機関に連絡。	
	保健所 TEL：0000-0002	南　文子　保健師	保育園より連絡を受け，園での面接・家庭訪問を実施。	母は自分のことを積極的に話す。
	児童相談所 TEL：0000-0003	森田絵里　相談員		
	福祉事務所 TEL：0000-0004	三河明子　婦人相談員		
問題点	1. 原因不明の外傷 2. 母親の養育態度			
会議で検討したいこと	1. 虐待の事実を関係機関で確認 2. 今後の緊急時の対応と役割分担を確認			

具体的で正確な情報が必要

解決が必要な課題！

文書の保管は明確に！

※本会議録の原本は○○課○○係で保管し，○○保健センターでも個人記録として保管する。

立つこともあります。

●養育(者)の状況

> 養育状況・就労状況・生育歴などの養育者の生活と，虐待の事実，養育者の健康，養育環境をまとめることで，養育者への理解が深まります。また，養育者とは別に父母がいる場合や複数存在する場合は，その関係の複雑さが子どもに及ぼす影響が大きいため，それぞれの状況を記しておくことが必要です。また，心身の健康を損ねていることが虐待の原因になっていることもあるので，治療中の疾病があれば記載します。

養育環境の情報としては，住居・経済だけでなく，親族や友人，近隣などとの社会的交流の実態に関するものが重要です。子育てのキーパーソンを把握し，つねに家庭全体を視野に入れた支援を組み立てることがポイントになるからです。

虐待の事実は，たとえば「○年△月□日，右臀部に皮下出血斑3cm大，1か所」という目撃した状況や行動，さらに「原因がわからない」など外傷についての母親の発言内容，そして家庭訪問で接触したときの「怒り，たたいたり，たたくまねをする」といった母親の態度などを，ありのままに記載します。支援者の判断が入った問題点は分けて書いたほうが，より簡潔・明瞭にまとめることができます。

●児の状況

> 発育・発達の経過と現在の状況(妊娠経過・出生時の状況・乳幼児健診の結果・身体発育・現在の発達状況)，日常生活(食生活・排泄・清潔・睡眠・生活リズム)，現病歴，既往歴，かかりつけ医(連絡先)，必要に応じて「虐待重症度アセスメント表」や「虐待リスクアセスメント表」の得点を記載します。虐待の多くは身体的な発育にも影響を及ぼすため，身長・体重・胸囲・頭囲・カウプ指数などの数値は継続的に記録する必要があります。アセスメントツールを活用すれば，介入の緊急度や家族介入の必要性を客観的に判断し，共有できます。

しかし，児の問題の背景を考えるには，発育・発達の視点からのアセスメントだけではなく，どのような日常生活を送っているかという視点が欠かせません。問題の原因や支援の方向性を探るうえでも，生活リズムなどの日常生活の状況を注意深く観察したり，情報を把握しておくことは最も大切なことです。たとえば，「家ではファーストフード・インスタント食品などが多く，園での食事に興味を示さない」という食生活の情報から，本人の置かれた状況，養育者の食生活に関する考え方，保育園に入園するまでの生活を知ることができます。

●支援体制と経過

> 通告では，誰がどのような内容(主訴)を，どのような経過で，どの機関に寄

せてきたのかを把握します。情報には不確定な内容も含まれているので，通告者は事実を自分で目撃したのか，悲鳴や音を聞いて推測したのか，他人からの又聞きなのかなど，情報源と把握経路を確かめることが大切です。

　さらに，支援した機関の専門性によって児や養育者に対する視点や見方に差が生じることがあるので，支援経過に併せて，支援機関ごとのアセスメント内容や支援内容を記載しておくと，それぞれの職種の具体的な役割も見えてきます。また児や養育者は，毎日通園する保育園には協力的でも保健師には攻撃的であったり，関係する機関によって異なった態度や反応を示すことがあります。ですから，これらの状況を具体的に表現（記録）しておくことで，事例と関係機関との関係が見やすくなり，支援の方針や対策を検討する際に役立つことがあります。

●問題点

　養育者（家族）・児の情報をアセスメントした結果として，問題点を簡潔に記載します。

　これが最終的に解決しなければならない課題であり，今後の支援の内容と体制を考えるうえでの出発点でもあります。

●会議で検討したいこと

　上記の「問題点」を解決するにあたって，今回の検討会で決定したい事項を記載します。

　関係機関でアセスメントした内容に基づいており，今後の支援体制を検討するうえで必要な討議事項であることが求められます。問題点，検討したいことを明確にすることが，会議を成功させる鍵といえます。この項目は会議録の事例提出理由に連動させて記載します。

■会議録には事実の確認と合意した支援の方向性を明記する

　会議録には，会議名，開催月日，場所，参加者（所属機関・職種・氏名）の基本情報，さらに事例提出理由として基本情報シートの「会議で検討したいこと」と連動した内容をポイントのみ箇条書きで記載します。参加者の情報も，会議の方向性を左右するだけに欠かせません。

　では，当日の議事録としては，どのような内容を記載する必要があるのでしょうか。討議事項は，まず虐待の事実を確認し，問題点をまとめます（図2）。会議録は公文書として保存され，情報開示の対象になるだけに，事実の確認は重要です。確認する内容は誰からか，いつからか，どの種類の虐待か，どのようにか，どのくらいの頻度か，児の反応，養育者の態度などです。たとえば「5〜6月にかけて外傷が3か所あった」「母親は直人君を，もっていた傘で強くたたき直人君が悲鳴をあげて逃げた」といった具体的な事実が問題となります。家庭内での身

実践編 5　連携・協働を促進するツールとしての記録

図2　ネットワーク会議録

会議名	○○市虐待連携会議		月日	○○年　○月　△日　(AM)・PM
			場所	保健所会議室

参加者	所属機関(職種)	氏名	所属機関(職種)	氏名
	保健所(保健師)	南　文子	児童相談所(児童相談員)	森田絵里
	福祉事務所(相談員)	三河明子	保健センター(保健師)	秋山夕子
	保育園(保育士)	鈴木彩子園長, 田中啓子	病院(SW)	山田美紀

事例提出の理由	1. 虐待の事実を関係機関で確認 2. 今後の緊急時の対応と役割分担を確認

討議事項 1. 事実確認 2. 合意事項	《虐待の事実》 1. 直人君の身体に, 本年5〜6月にかけて外傷が3か所あった。 　　→田中保育士・鈴木園長が確認 2. 保育園入園面接時, 母親は直人君の持っていた傘で強くたたき, 直人君が悲鳴をあげ逃げた。 　　→田中保育士が目撃 《家庭訪問で把握した母の養育状況》 3. 母親の子どもへの声かけが少なく, 子どもの要求に対して無視することが多かった。直人君のいたずらにも怒ったり, たたいたり, たたくまねをしていた。 　　→南保健師が観察 《合意事項》 児の発育発達状況 ● 身体発育については問題ない。 ● 明らかな発達遅延が見られる：4歳8か月にもかかわらず単語3〜4語の発語のみである, 他児に関心がない, 働きかけにも無表情で反応がない。 母親の育児状況 1. 乳児健診, 1.6歳児健診, 3歳児健診を未受診。これまで直人君に関して専門的支援を受けていない。 2. 直人君への言動や室内の状況から生活にゆとりがなく育児上のストレスが考えられる。 3. 飲食店のアルバイトで生計を立てており, 経済的基盤が不安定である。 母と子の関係性 基本情報シート, 養育者の生活参照。 1. 母と子の相互の声かけや愛着行動がみられない。

> 虐待の全体像を把握しよう！

> "事実の評価"と"関係性の吟味"が会議のポイント

対策	緊急介入の判断	■緊急介入必要性：　有・(無) 《緊急時対応の合意内容》 1. 保育園を休んだときには, 休んだ理由を保育士(園長)が母親に確認する。 2. 新しい出血斑, 皮下出血を見つけたとき, もしくはケガ, 病気のときに, 保育士(園長)が電話にて連絡をとる。 3. 電話で連絡がとれなければ, 保健センターへ連絡し, 秋山保健師が家庭訪問をする。 4. 秋山保健師が事実関係を関係者に書面にて連絡する。
	関係機関の役割 いつ 誰が 誰に 何を どのように	《関係機関の役割分担》 1. 緊急時の判断および対応の確認(上記を参照)。 2. 母子家庭に支給される手当ての受給を確認(福祉事務所三河氏)。 3. 秋山保健師と三河相談員が定期的に家庭訪問を行う。 　● 当面, 保健師は月1回, 相談員は週1回を目安に家庭訪問する。 　● 家庭訪問後の連絡は, 書面または電話で行う。 　● 状況の判断は, 適宜, アセスメントツールを使用する。 4. 次回の会議は, 3か月後(○月△日)とする。

> 介入内容は全員の合意が原則

> 役割分担を明確にすることで一貫した方向性の支援となる

供覧	部長	課長	係長	担当	担当	担当	記載者

体的・心理的暴力やネグレクトは，人の目に触れにくいだけに，こうした1つひとつの出来事をお互いに出し合い，つなぎ合わせて虐待の全体像を把握することは，とても大切です。さらに問題点を児と養育者に分け整理することで，それぞれの対策も見えてきます。

　また，多機関・他職種が参加する連携会議（ネットワーク会議）では，関係者間で事実の評価，関係性の吟味，対象者の反応を確認し，考え方を一元化し共有することが重要です。養育者と児が接触した場面で児が母親を信頼して甘えているか，親はどのように接しているかなど，双方の接触の仕方を観察した内容を会議参加者でつき合わせ，養育者と児との関係性を吟味します。また，養育者が保健師をどのように迎えたかなど支援者との関係も吟味する必要があります。その場合は，対象者の反応として母親が今の現状をどのように認識しているか，育児をどう受け止めているか，訪問をどのように受け入れたか，母親の言動や行動を記載することが重要です。

　このように記された事実を確認しあい，共有することは観察した事実を専門的に評価し，判断することが可能になり，関係機関全員が対象者を一方的ではなく多面的に理解することを助けるのです。

　対策では，まず緊急介入の必要性の判断が必要です。その判断を議事録に明確に残したうえで，それぞれの専門職がどのような役割分担をし，どのように実行し，専門的な貢献をしていくかという支援内容を記載し，各機関の関係者（上司・同僚など）に周知します。その際に大切なのは，具体的に「いつ・誰が・誰に・何を・どのような方法で介入するか」を示すことです。

　児童虐待に関する厚生労働省の手引きでも事実確認と状況判断，介入方法と内容が話し合われ，決定される必要があると述べられていますが，関係機関の確認文書にもこうした目的に添った記述内容が求められます。また，こうした個人のプライバシーに関する会議録の保管・管理は，個人カルテと同様な厳密さが要求されると同時に，会議録をより広範囲な関係者間で共有するという，矛盾した問題にも対処していく必要があります。

■記録による情報の共有は連携のファースト・ステップ

　東京都児童相談所は，区市町村が虐待防止のネットワークの受け皿となるには，情報の一元化・集中化を図ることと施策を総合化し，子どもの健全育成と子育てを支える相談・支援システムを構築することが必要であり，そうした取り組みの核として子ども家庭支援センターが機能を発揮できる体制づくりが必要であると述べています[1]。つまり，虐待防止ネットワークづくりは，子どもの健やかな育ちを保障していく取り組みの第一歩でもあるのです。

　今回取り上げた会議録や事例の基本情報シートは，情報を共有化するためのツールであり，こうした取り組みへのファーストステップとしての意味があるのです。しかし，会議録や基本情報シートを作成するだけで，連携・協働が進むわけでもありません。むしろ，基本情報シートの内容を十分話し合うことは，職種間の信頼関係の構築や相互の役割理解を促進するうえで大きな意味があります。

互いの貢献を好ましく思えることこそが大切なのです。
　このような会議録は，個人記録として保管すると共に，連携会議録として関係諸機関で保管することが望ましいと思われます。

長期化した精神障害者事例を保健師間で共有する記録

　保健師にとって，長期間1人の対象者へ支援を続けることは珍しいことではありません。そのため，精神障害者や高齢者，難病など長期支援者の記録は，その記録期間の長さと情報量の多さから，容易に経過が理解できないものとなり，記録そのものが十分効果的に活用されていないのが実状です。
　そこで，保健師間の連携・協働を促進し，担当保健師が変わっても継続した支援を行うためのサマリー（summary：要約）について検討しました。保健師の記録になぜサマリーが必要なのか，精神障害者の記録を例に考えてみます。

■サマリーは支援過程をつづる

●連携・協働のツールとしてサマリーを活用しよう

　引き継ぎには，これまでの活動を支援計画に沿って客観的に振り返り，それを評価し，その評価に基づく修正を加えて新たな計画案を作成するという重要な役割があります。これによって初めて支援の継続が可能になるのです。しかし，長期的な支援が必要なケースの場合，この引き継ぎがうまくいかないために，支援の内容が変わったり，家庭訪問が中断したりといったことが起こります。その原因は，引き継ぎという重要な業務が，方法まで明確にされていないためではないかと考えられます。
　つまり，引き継ぎの手段としてサマリーを作成することは，大きな意味があります。サマリーを作成するという作業によって，前任者はこれまでの経過を振り返り，次の担当者と支援計画の修正を検討できるのです。
　従来，引き継ぎで用いるサマリーは，個々の保健師が工夫して作成し，使用されてきました。しかし，サマリーには，同職種内あるいは他職種間での連携・協働を促進し，専門性を高めるツールとしての機能が必要です。そのため，Plan/Do/See の要素を含んだ事例の基礎情報，経過，保健師の思考過程や判断根拠，支援計画を明らかにすることが必要です。

●専門的貢献を明らかにする

　サマリーでは，保健師の支援が，精神障害者の生活にどのような変化を生み，症状の安定や日常生活の自立にどのようにつながったかを示すことになります。これは，保健師活動の効果を明らかにすることです。そのような点からも，サマリーには，保健師の支援と症状・日常生活・社会的交流の変化を関連して伝えることができる内容が求められます。
　また，保健師のアセスメントと支援の効果をまとめることは，保健師の貢献を明らかにすると同時に，専門的技術の向上にもつながります。引き継ぎ場面だけ

でなく定期的にサマリーを作成すると，これまでの支援経過を振り返ることになります。自分と対象者と支援関係を振り返り，ねらいをもった支援ができたか，支援の効果はあったのか，実施した支援は適切だったか，もっと効果的な支援はできなかったかなど，保健師自身が気づくことになります。長期間の記録をまとめることで個別支援の自己評価が可能になるのです。

●ケースへの長いかかわりをまとめる

現行の精神障害者の記録では，起こった出来事を物語のように書く文体の「叙述体」，要点をまとめる「要約体」，出来事に関する解釈や分析を記述する「説明体」が，渾然一体となって使われています[2]。そのため，引き継ぎや多機関への連絡のために，長い記録を読み込んだり，まとめることは容易なことではありません。長くかかわっているケース記録をまとめるには，どのような構成要素が必要なのでしょうか。

精神障害者のケアマネジメントとしては，以下の4つの要素があげられています[3]。

- ●人：援助を求めてくるクライエントの理解
- ●問題：強力な調整が必要なニーズの存在
- ●場所：問題解決の援助過程で，地域を代表する者として実践活動を行う関係機関・施設
- ●過程：専門的対人関係を媒介として展開される処遇の過程

事例の相談内容，経過（病歴・治療歴・支援の状況）や課題を明確にするには，事例の病状・治療・日常生活・社会的交流・保健師の支援に関する客観的事実の簡潔な記載が必要です。

■サマリーの目的と内容

保健師のサマリーシートは，事例担当者間でのケアの引き継ぎが順調に行われることをめざして作成されています。とくに中心となる目的は以下の2点です。

1. 連携・協働を促進するツールとして活用するために
   1）関係機関や関係者の果たしている役割を評価し課題を共有する
   2）関係者間で支援計画を共有する
2. 保健師活動の支援継続と評価のために
   1）残された課題について支援を継続する
   2）前任保健師が行った支援に対する評価を行う
   3）支援計画の再検討で，引き継ぐ保健師の支援計画を焦点化する

今回提案するサマリーシート（図3）は，2号用紙への記載に比べて，誰でも経過を振り返り今後の課題や計画を立てやすい内容となっています。つまり，シートは精神障害者のサマリーの質を標準化するツールといえます。

なおサマリーの内容のうち，事例の住所（電話番号），生年月日，家族状況，関

実践編5 連携・協働を促進するツールとしての記録

図3　サマリーのサンプル

担当期間	HOO年 O月 △日 ～ HOO年 O月 △日	事例氏名	◎× △子		NO.
相談内容 主訴は最も重要な情報	主訴　相談者のありのままの訴え・相談者と当事者は誰か・その関係性など 相談者▶本人：「D市の自宅で一人暮らしをしたい」 「腹痛が軽減したので働きたい」 「兄弟が自分を監視する。邪魔者扱いする。母が残した財産を取り上げようとする」 ▶長兄：「病状がよければ働いて自立して欲しい。同居は長くはできない」		家族関係図　●　■ 　　　　　┌─┬─┐ 　　　○　□　● 　　長兄　　　本人		

経過を5つのポイントでまとめると要点がわかりやすい

家族の構成や関係がみえる

これまでの経過

年月	症状	治療	日常生活状況	社会交流など	実施した内容 その他
HOO.O	兄弟に対して被害妄想あり。「空き巣が入った」などとも話す	1回／2週の通院と服薬。主治医は「薬をきちんと飲み，ストレスのない穏やかな暮らしをすること」と助言	兄弟宅を転々とし長兄の家で生活。身の回りのことは自立。貯金を切り崩している	家族のみ	初回面接 情報提供 精神保健相談
HOO.O	被害妄想軽減		一人暮らし再開	長兄が月1～2回様子を見に来る	家庭訪問1回／月 障害者年金の申請援助
HOO.O ～ HOO.O	「電波がくる」と訴えるが，落ち着いている	定期的に通院 服薬できている	家事できている 1日テレビを見たり，植木の世話をして過ごす	デイケア月1～2回の参加	デイケアの紹介 積極的に誘う デイケア時面接
HOO.O ～ HOO.O	ときどき空き巣の被害妄想あるが，落ち着いている			デイケア正式入所となり，月2～3回参加	主治医連絡 デイケア時面接
HOO.O	「勝手に誰かが家に入ってくる」と訴える	通院不定期 ほとんど服薬せず		デイケア参加せず	家庭訪問 長兄と連絡
HOO.O	近隣に意味不明な言葉を言って歩く，独語あり 食欲低下	通院せず 服薬中断	雨戸も開けずに家にいること多い		
HOO.O ～ HOO.O	足取りふらつき，話は支離滅裂	服薬中断 入院となる 外泊訓練		入院中の他患者と話す トラブルはない	救急車にて受診同行，長兄と連絡 病院訪問
HOO.O	落ち着いている	退院 服薬管理のため訪問看護導入検討	毎日雨戸を開ける 植木の世話		関係者連絡，話し合い 家庭訪問
HOO.O ～ HOO.O	ときどき被害的な訴えあるも落ち着いている	訪問看護開始		デイケアに再び参加 平均月2～3回	デイケア時面接 訪問看護と連絡 民生委員と連絡
HOO.O		1回／2週の定期的な通院と服薬	家事はできている 食事はできあいのものが多いが3食食べている		デイケア時面接 家庭訪問

重要なエピソードを節目でまとめる

社会的交流は病状把握のバロメーター

日常生活状況は生活障害の重要な観察事項

実施した支援は保健師の介入！　行動を言葉で示そう。

(図3 つづき)

関係機関, 関係者の動き	《関係機関／関係者》 ・A病院B医師, C精神科ソーシャルワーカー：医療 ・D訪問看護ステーションE看護師：服薬管理 ・F民生委員：日々の生活の見守り ・G保健センター：各関係機関の調整, 社会交流をすすめる 《家族》 ・長兄：家族のなかで本人の相談役 ◀ 関係機関の役割分担だけでなく, 家族の役割も重要！
現在の治療方針	医療機関名：A病院　　主治医：B医師 《治療方針》 ・通院を続けながら, 服薬管理すること ・本人1人暮らしのため, 必要時, 休憩目的で入院も勧める ◀ 治療方針は支援の羅針盤！大切な確認事項
現在の支援内容と今後の課題	《支援内容》 デイケアで様子を見ながら, 関係機関とも連絡をとり, 本人の生活の見守りと社会復帰をすすめている 《今後の課題》 デイケアに続けて2年間通うことができ, 調子も崩していないことから, 対人関係を広げるためにも作業所をすすめていくよいタイミングと思われる ◀ 支援の見通しを立てる！保健師の力量を示すアセスメントや判断
緊急度と支援計画	緊急度 　(緊急な問題なし) 　　理由 { 現在落ち着いており, デイケアにも継続して通っている 　緊急な対応必要あり 　　生命の危機・自傷他害・家族の消耗限界・二次的問題の派生危険・その他 　　理由 { 介入時期 　今日中・明日中・3日以内・1週間以内・(1か月後)・その他（　） 介入方法・支援計画（短期計画・長期計画） 　長期計画：本人が通院, 服薬を継続しながら安定した生活を送ることができる 　短期計画：デイケアの次段階として, 社会的交流を広めるためにも作業所をすすめていく 　介入方法：デイケア参加時に面接を行い, 本人の意思を確認し, 具体的に作業所選び, 見学をすすめていく
サイン	部長　　　　　課長　　　　　係長 新担当　　　　前担当

引継ぎ後, 即対応が可能となる

次の保健師へ伝える介入の緊急度判断と支援の目標, ケース把握の目安をつかみやすい

係職員，住居環境，信仰，来所経緯，既往歴，生活歴，性格，ADL，社会資源などの基本情報は，初回面接時に作成された個人カルテの内容を参考にして作成します。

以下，サマリーの記入要領をまとめてみました。

●事例の属性

何人もの保健師がかかわった事例でも，担当期間は記録する保健師が担当した期間に限ります。なぜなら，サマリーは記録者が実践から得た事実をもとに記録した内容であり，責任の範囲は支援を行った期間に限られるからです。

●相談内容

主訴では，長兄と対象者，さらにその関係性を整理し，訴えの内容を具体的で客観的な発言内容として記載します。そのポイントは，以下の2点です。
- 経過・計画とマッチングしていること。
- 誰が，どのような事で困っているかを明らかにすること。

この欄には，初回面接時の情報を書きますが，保健師とのかかわりが長い場合の記録は，前任者までの相談内容も要約して記します。また，多問題家族の場合は，各々の対象者の問題を要約することも必要です。

●家族関係図

家族関係はファミリーマップ(家族図)やジェノグラム(家族関係図)を用いると，複雑な家族の構造や役割，関係性が見えてきます。こうしたマッピング技法は，ある状況下での重要な要素間の相互関係を生き生きと表現するためのソシオグラム(集団内の人間関係のグラフ化)の1つといわれています[8]。マッピングすることで，焦点とされる人間関係をめぐる役割期待上の不一致・役割過重・役割見逃し，あるいは協力・支援・反発・対立・葛藤・断絶などを比較的容易に検討できます。ここでは，長兄，対象者，家族などの関係が明確になります。

●経過

時系列にそって5つの視点で書くことが重要です。
①症状，②治療，③日常生活状況，④社会交流など，⑤実施した内容，その他の内容がマッチングするようにまとめることがポイントです。ここでは客観的な事実が記録の中心になります。

①症状

> 初回面接時から現在までの，本人の発言内容や行動，様子などの特徴的な出来事をありのまま記します。たとえば「勝手に誰かが家に入ってくる」というように，病状を示す重要な内容は具体的に本人の発言内容をそのまま記します。

②治療

> 現在の治療方針を除き，いままでの治療方針や治療状況，本人の治療への行動を記します。

③日常生活状況

> 就労，経済状況，食生活・排泄・清潔・生活リズムなどの日々の暮らしぶりなどを表します。主に，どんな悩みに直面し困っているのか，あるいは生活のなかの楽しさや元気さなど，事例の健全さはどのようなときに見られるのか，といったことに着目していきます。とくに，精神障害者の特徴である「からだ」「こころ」「つながり」のバランスのまずさが，具体的にどのような状況として現れているかを見ていきます。

④社会交流など

> 事例の周りの人々（家族・近隣・友人など）とのかかわりやデイケアなどのリハビリテーションへの参加状況を記します。

⑤実施した内容・その他

> 主に保健師が行った支援を記します。支援内容は保健師の介入ともいえます。行動を言葉にして記入するとよいでしょう。また必要があれば他職種の支援についても触れておきます。

● 関係機関・関係者の動き

関係機関の名称・関係職種・役割・支援の内容を，たとえば訪問看護ステーションの看護師は服薬管理し，民生委員は日々の生活の見守りをし，保健センターはデイケアをすすめ，各関係機関の調整をし，長兄は家族のなかで本人の相談役というように，関係機関や職種だけでなく，家族の役割についても記します。また，地域の精神保健福祉ネットワークの活動も，対象者に関係ある内容は記しておきます。

● 現在の治療方針

治療を受けている医療機関と主治医の名称，現在の治療方針と内容を記します。長期間の治療を受け，治療内容に大きな変化がない場合でも，他職種のチームで一体となったメディカルサービスを提供するために，また地域精神保健活動の連携を推進するために，治療内容の情報は重要です。

● 現在の支援内容と今後の課題

初回面接から現在までの支援を振り返り，現時点での保健師の支援内容の課題を整理し，ケアが継続できるよう方略を検討します。たとえば「家族以外の人たちとの交流がほとんどない」など，今後の支援計画が浮かび上がるようなまとめ

実践編 5 連携・協働を促進するツールとしての記録

方をすることが重要です。

●緊急度と支援計画

引き継ぎによって支援が停滞したり混乱したりせず，ただちにケアが継続されるよう，短期・長期に分けた計画を立てることが必要です。

その前提として，保健師が緊急対応する必要があるかどうかの判断を示すことが大切です。緊急な問題なしと緊急な対応必要ありに分類し，その理由を，どうしてそのような結論を導いたのか，思考過程がわかるように記します。同様に，介入時期は保健師の都合ではなく，あくまでも事例の状況から判断し，今日中，明日中，3日以内，1週間以内，1か月後に分類します。

さらに，短期(サンプルの場合は1か月程度)，長期(サンプルの場合は3か月程度)ときめ細かな「支援計画」を示したうえで，介入方法の戦略を立てる必要があります。こうすることで，引き継ぎ後，即対応が可能になるのです。

■サマリー作成のポイント

保健師間での支援の継続，他機関との協力関係を築くことができるサマリーにするためには，どのような点に注意すればよいのでしょうか。書き方のポイントをまとめてみました。

> 1. 対象の言葉に着目し，どんなことに悩み，困っているかを「主訴」としてまとめ課題を明確にする
> 2. 経過の節目になった具体的なエピソードにそってまとめる
> 3. 時系列で，疾病・障害・生活状況・保健師の支援の経過を対応させ，総合的に経過をまとめ，支援の効果を評価する
> 4. 今後の介入支援の緊急度を判断する

サマリーは，連携・協働を促進するツールとして活用することで，長期のケースを保健師同士で支援過程を共有することを可能にし，他職種や他機関との連絡にも情報共有に役立ちます。同時に，サマリーは活動を振り返り，まとめることで支援過程を評価することにも役立ちます。理想的には，各職場で長期ケースについてはサマリーを書くという取り決めをするといっそう効果的であると思います。

長期にわたって地域で精神障害者を支えていくには，1つの機関が総合的・包括的な機能を備えることは困難であるため，複数の機関が連携してサービスを調整することが最善と考えられています[3]。多様な機能をもった機関や人材による「サポートネットワークづくり」が重視されてきているのです。平成11年に改正された精神保健福祉法も，こうした考え方が反映されており，「サポートネットワークづくり」を新しい施策の潮流と位置づけています[4]。デイケア・共同作業所・共同住宅などの地域資源をつくるとともに，こうした資源の組織化を図り，サポートネットワークのチームをつくることが，精神障害者の地域ケアを推進する原動力になるのです。

では,サポートネットワークのチームとは,どのようなものなのでしょうか。菊池[5]は,目標を共有して,目標達成のために各メンバーが異なった課題をもち協働する集団,と定義しています。また,チーム内の専門職は,自分の専門性を高めるだけではその役割と機能を果たすことは困難であり,チームメンバーとして共通の目標をめざす協働による役割遂行能力が問われる,との指摘もあります[6]。このような他職種の協力関係を築くには,共通目的の共有化,協力者の専門技術と貢献,役割分担,コミュニケーション,摩擦の解決,意思決定が必要であるといわれています[7]。

　地域で継続した支援を行うためには,他職種とともに意識し,チームとして各々が果たしている役割を明らかにしていくことが,求められているのです。すなわち,精神障害者のサマリーには,関係機関や他職種の考え方や動き,共通目的としての治療方針や課題,および支援計画を明示していくことが求められているのです。各関係機関や職種がお互いにどのような役割を分担し,かつ補完しあい,よりよいサービスを提供しているか,を記載することが不可欠なのです。

【引用・参考文献】
1) 東京都福祉局子ども家庭部(編):児童虐待の実態―東京の児童相談所の事例に見る.東京都生活文化局広報広聴部公開課,2001.
2) 久保鉱章:社会福祉援助技術演習.pp77-100,相川書房,1996.
3) 日本精神保健福祉協会(編):精神障害者のケアマネージメント.pp75-77,へるす出版,2001.
4) 高階恵美子:精神障害者の地域生活を支える精神保健福祉行政.保健婦雑誌,57(11):828-834,2001.
5) 菊池和則:他職種チームの3つモデル.社会福祉学,39(2):273-290,1999.
6) 吉本照子:インタープロフェショナルワークによる専門職の役割遂行.Quality Nursing,7(9):4-11,2001.
7) Snyder M, Mirr MP(編)／小西恵美子,野島良子(監訳):進歩する看護実践.pp181-191,へるす出版,1998.
8) 日本子ども家庭総合研究所(編):子ども虐待―対応の手引き.pp267-269,有斐閣,2001.
9) 吉川武彦:これからの地域精神保健―病院看護と地域看護の連携を求めて.pp41-47,医学書院,1996.
10) 上田敏:リハビリテーションを考える,障害者の全人的復権.青木書店,1983.
11) 蜂矢英彦,村田信男(編):精神障害者の地域リハビリテーション.医学書院,1989.

実践編 6

地域の多様なグループを記録する

グループ支援記録における意義と課題

■グループ支援は保健師の専門性を描き出す

　保健師の地区活動の1つに、健康に関心を寄せる人々を"グループ"として育て、そのグループ活動を支援することがあります。みなさんも日々さまざまな事業を行うなかで、住民の主体的な健康への取り組みを支援するために、グループ化を考えることも多いのではないでしょうか。

　こうしたグループの成長を支える保健師の支援は、ヘルスプロモーションを実践する手段であり、保健師自身が自分たちの職種のユニークさや醍醐味を表すものとして重要視している活動でもあります。つまり、グループ支援は、地域で活動する保健師の専門性を示す技術だともいえるのです。

■多様なグループ支援は、保健師が意識しないと記録できない

　グループはさまざまなきっかけで誕生し、それぞれのグループが固有のテーマをもっています。健康を主要テーマに掲げるグループでも健康のとらえ方は多様です。

　保健師は日常業務のなかで、活動の方向性・内容・成長過程が大きく異なるタイプのグループに出会っています。それらのグループを支援するには、保健師のかかわり方もタイプに応じて変化させる必要があります。

　しかし、現実に目の前にあるグループが一体どのような目的をもつのか、グループとしての成果は何か、参加者個々にとってどんな意味があるのかなどを見極めるのは、意外に難しいことです。これらは、グループの成長とともに変化する可能性もあるからです。ときにはこの可能性を過大評価してしまい、保健師が大きな期待を寄せ先回りしてしまうこともあるかもしれません。

　その結果、グループ活動を支援するにあたって、保健師が意図的に働きかける方向性がみえなくなり、記録をつけようにも、何についてどのように書いて良いのかわからなくなってしまうのではないでしょうか。

表1　グループ支援記録の記載項目

グループメンバー（個人）レベル
個人情報，グループ参加の目的，毎回の個人の目標，個別への効果の定期的評価など
グループ（事業）レベル
グループの目的，グループ支援の目的，毎回のグループの目標，毎回の支援のねらい，プログラム内容，フローチャート図，個々人への効果の総評，活性化条件ごとの指標を用いた評価，グループの成長プロセスの定期的評価，関連職種との連携状況，事業としての評価など
地域レベル
グループ情報（目的・活動内容・組織機構・構成員など），グループの特性，主体性，グループとしての成熟プロセス（浮沈図など）など

■具体的な記載項目はどうするの？

　では，どのような項目を記録に残せば，グループの成長や保健師の支援過程の効果がみえるのでしょうか。記載項目の一案を**表1**に示します。

　グループの成長やグループ支援の評価指標に関する文献を調べてみると，さまざまな視点で書かれていました[1～9]。これらの文献のグループ支援の基本概念を要約すると・個人・家族・グループ・コミュニティを対象に，アセスメント→計画→実践→評価と展開するもので，コミュニティから個人へと焦点を絞ったり，個人から家族やグループ，コミュニティ全体へと焦点を広げるなど対象を重複させてとらえることで，相乗的な効果をもたらすものとされていました。また，支援内容は対象の健康レベルによって医療的であったり教育的であったりと多様だが，健康という視座から主体性を尊重して，対象がより豊かな生活を送れるよう継続的に支援するという役割は変わらない，といったスタンスも共通していました。

　ただし，働きかけの効果を示す材料として，記録はあまり注目されていません。そこに現状の記録の問題点をみることができます。グループの実施回数や参加者数，実施したプログラムや実施時の様子を保健師の主観で断片的に記載した記録のみでは，グループ支援を評価する題材にはならないでしょう。

■グループの目的を表現することから，書くポイントは決まる

　行政の保健師は，事業化されたグループ支援を実施しながら，グループが社会資源として成熟していくという長期的な視野から事業プランを評価する専門的立場にあります。

　グループ活動の評価というと難しく感じますが，誰の，どのような目的に対して評価しようとしているのかと考えれば，どんな視点をもつべきかが見えてきます。つまり，グループ活動の目的，保健師の支援目的に照らして，一定の評価指標をもち，効果を意図的に，定期的に，質的に評価することが求められているの

実践編 6 地域の多様なグループを記録する

です。
　そのような評価をするためには，グループの目的を見極め，継続的にグループの成熟度や変化をアセスメントすることが必要です。この継続的なアセスメントを実現するために不可欠なのが，システマティックな記録です。つまり，どの時期にどのような項目が記録に記載されるべきかは，グループ活動・支援活動を評価するための要素から検討されなければならないのです。保健師記録は，保健事業を評価するツールであり，保健事業を将来に向けて発展させていく根拠となるものです。

保健師活動のねらいで分類する3つのタイプのグループ

■どんなグループがあるか分類してみよう

　保健師がかかわるグループを，保健師の支援を記録に残すという観点から分類してみたいと思います。そして，グループのタイプ別に，支援する視点を確認したいと思います。
　はじめに，日常的に行っている保健事業から派生するグループの種類を図1にまとめてみました。事業別ですので，法的根拠によるグループ分類ともいえるでしょう。事業から生まれたグループといっても，グループの目的や保健師のねらいはそれぞれ異なっていることがわかります。まず参加者の健康レベルに差があり，グループ活動の成果を個人にみようとしているグループもあれば，グループ全体の成長を成果として期待しているグループもあります。また，支援活動の経費も，事業の一環として予算が組まれているものもあれば，支援するには経費を工面する必要があるものもあります。このように多様なグループを日常的に支援しており，ときとしてかかわり方を整理できずに迷うことも起きてくるのです。

■グループをタイプ別に見た保健師のねらい

　そこで保健師のねらいに焦点を当ててグループを分類してみました（表2）。
　どのようなグループを支援するにしても，基本的なねらいは，グループダイナミクスによって参加者がエンパワーされ，課題が達成されることです。そのため

図1　保健事業から派生するグループ

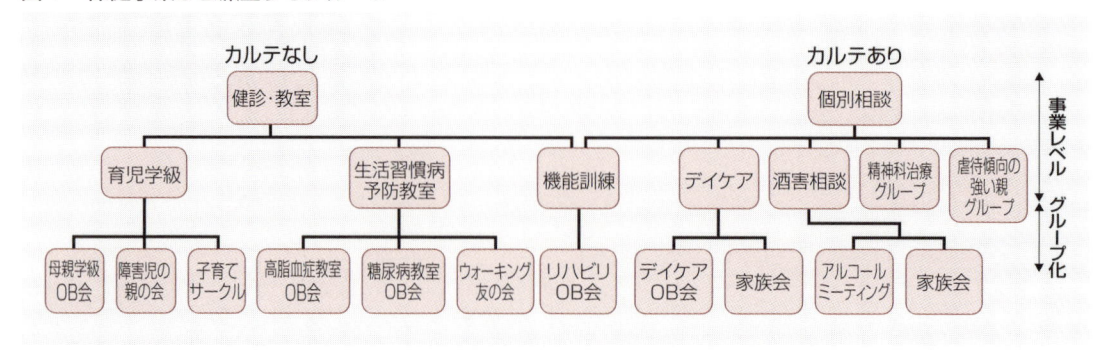

に，何らかの共通性をもった集団をつくり，参加者の交流を促すという点は共通しています。しかし，どこをサービスのゴールとするか，支援の成果をどこにみるかは，グループのタイプによって微妙な違いがあります。そこで，そのような保健師のねらいに焦点を当て，グループを分類してみました。

ここでは，グループの種類をまず2つに大別しています。1つは「グループの成長をねらったグループ支援」です。もう1つは，「グループ療法を活用した支援」です。さらに，「グループの成長をねらったグループ支援」には，2種類のグループがあります。それは，地区活動のなかで住民から求められて立ち上げたグループ（タイプ1：住民活動型グループ）と，健康教育の一環として住民をグループ化したもの（タイプ2：課題解決型・啓発型グループ）があります。

表2　保健師のねらいを焦点にしたグループの分類

分類	グループの成長をねらった支援記録		グループ療法を活用した支援記録
	タイプ1	タイプ2	タイプ3
	住民活動型グループ	課題解決型・啓発型グループ	治療的グループ
保健師のねらい	●グループの成長と自立	●参加目的の達成 ●個人の健康課題の解決に重点	●個人の治療目的の達成 ●グループダイナミックスに焦点
主なグループ例	母親学級OB会 子育てグループ 健康づくりグループ	生活習慣病予防教室 骨粗しょう症予防教室 機能訓練教室　A型	デイケア MCG アルコールミーティング
参加者の特徴	●自分たちでグループを作りたいというニーズがある ●比較的健康レベルが高い ●より健康への支援を求めている	●共通の健康課題をもっている ●個人の課題解決とより健康な生活を求めている ●生活を管理し，セルフケア能力を育てる必要がある	●専門的なグループ療法としての治療が必要である
記録の種類と記載のポイント	●グループとしての記録があればいい ●個人記録はいらないことが多い ●記載者は，参加者であることもある 〈記載のポイント〉 1）グループの成長過程に焦点化 2）グループの自立を促進する支援内容 3）地域の社会資源としてのグループへの期待	●個人カルテは必要に応じて作成 〈記載のポイント〉 1）個人の回復と成長過程をとらえた自立への支援内容 2）個人のQOLの向上（個人カルテは時に必要）への支援内容 3）グループの自立を促進する支援内容	●個人カルテが必要 〈記載のポイント〉 1）個人の回復および治療内容 2）個人のQOL向上への支援内容
活動の評価者 （記録の記載者）	●参加者 ●保健師	●保健師	●グループワーカー ●保健師
活動評価の内容	〈グループ成長のプロセス〉 　萌芽→育成→成熟 〈主観的評価〉 ・当事者の成長 ・当事者の満足度 ・保健師の満足 〈客観的評価〉 ・参加者数 ・グループの年間開催数 ・その他	●個人の成長・回復 ●グループの成長	●グループ活動を通して個人の回復を図る

これらのグループ支援のタイプは明確にはっきりと分かれるものではありません。しかし，大まかに保健師のねらいで分けると記載する内容が考えやすくなります。

●タイプ1：住民活動型グループ

ウェルネス志向の住民グループで，参加も自由な集団です。参加者は，より豊かな人生を送りたい，グループとして集まりたい，というニーズをもっています。いわゆる自主グループの種類で，育児サークルや高齢者の生きがいサークルなどが含まれます。このタイプのグループを支援する際のねらいは「グループの成長・自立」であり，記録の焦点もここに据えられます。

なぜそのグループを支援するのかは，地域の社会資源として活用できるようなグループになってもらうという大きな目的があるからです。そのためにグループの成長・自立をねらうのです。

しかし，支援する目的とグループ自体がもっている活動目的は別のものです。グループの活動目的は参加者自身が決めるのですから，活動内容も参加者が評価するのが自然です。つまり，記録のなかの活動内容を評価する部分は，参加者が記載しても良いわけです。また，参加者のより豊かな人生を送りたいというニーズに対して，保健師はヒントならば提供できますが，参加者個人の人生を評価することはできませんので，個人記録は必要ないと考えて良いでしょう。

●タイプ2：課題解決型・啓発型グループ

同じ健康課題をもつ人が集い，問題を共有することで問題対処方法を啓発し合い，参加者個人のセルフケア能力を高める効果をねらっているものです。たとえば，糖尿病教室や高脂血症予防教室などの病態別健康教室やそのOB会（グループによってはタイプ1に入るでしょう）などがこれに当たります。つまり，参加者個人の健康課題を解決するために保健師がグループ化を念頭に企画した健康教室とそこから派生するグループのタイプです。

保健師がグループリーダーになれそうな参加者を探し，働きかけ，提案することから，このタイプのグループは生まれます。グループができると，保健師は徐々に主導権を参加者へと渡しながらグループを主体的な活動へと導き，グループの成長を支援します。そして，地域の社会資源として活用できるようなグループに育成したいというねらいもあります。この点では，タイプ1のグループとの違いは実際にはあまりないでしょう。

タイプ1との違いは，グループの成長と同時に参加者個々の健康回復や改善と向上をねらっている点です。つまり，保健師は健康教育の一環として，個々の参加者が課題への対処行動を生活に組み込めるよう，またそれが習慣化するような環境づくりのために，グループというアプローチ方法を取り入れているのです。参加者はグループに参加することで，検査値が正常化するなどの成果が期待されています。また，このタイプのグループの活動目的は保健師の支援目的と一体ですので，グループの活動内容への評価は保健師が多くを担うことになります。

● **タイプ3：治療支援型グループ**

　個人では解決が困難な特定課題をもった人の集まりで，メンバーの個人の治療や回復を目的としているものです。グループというよりはむしろ，治療の1つとしてグループを活用するというものです。このようなグループはそれほど多くないでしょうが，事業として組まれているケースもあるかもしれません。【実践編8】ではデイケアを代表例に記録例を取り上げますが，治療的特徴の強いグループとして，たとえば虐待傾向の強い親グループ，デイケア，精神科治療ミーティングなども含まれます。このグループの特徴は，その多くがメンバーは当事者に限られ，クローズドのグループとして運営される点です。社会資源として自主グループ化することもありますが，グループの性質により，グループ外でメンバーが交流することを禁止するケースもあり，その点はタイプ1,2のグループとは大きく異なります。専門家のファシリテーターを必要とする場合も多く，参加している個人の治療目的ためのグループ療法という視点でメンバーを観察し，個人の回復，変化をとらえていく必要があります。

　そのため，このタイプのグループの記録のポイントは，グループ記録というより個人のカルテへの記載内容を吟味することになります。保健師の思考過程として支援計画(Plan)やかかわりの内容(Do)と成果(See)を示すことを基本に，グループダイナミクスを活用した支援計画，かかわり内容，その成果をいかに表現するかが焦点になるのです。

【引用・参考文献】
1) 金川克子：地域看護と保健婦(士)活動．保健の科学, **41**(1)：4-6, 1999.
2) 工藤啓：地域保健法時代の保健事業評価．生活教育, **43**(8)：7-11, 1999.
3) 高崎絹子：老人保健活動の評価の視点．保健婦雑誌, **45**(4)：7-18, 1989.
4) 高階恵美子，ほか：地域リハビリテーションにおける評価．保健婦雑誌, **45**(4)：44-51, 1989.
5) 鳩野洋子，ほか：NPO活動の客観的評価をどう行うか．生活教育, **45**(8)：13-16, 2001.
6) 斎藤進：地域組織活動をどう強化・活性化させるか．生活教育, **45**(8)：27-31, 2001.
7) 櫻井尚子，ほか：地域保健活動の評価．保健の科学, **42**(4)：244-250, 2000.
8) 長弘千恵，ほか：地域リハビリテーションの発展要件．保健婦雑誌, **43**(8)：42-54, 1987.
9) 大竹ひろ子，ほか：痴呆性老人デイケア活動の評価．保健婦雑誌, **45**(12)：13-19, 1989.

実践編 7

グループとしての成長をねらった支援記録

　保健師がグループとしての成長をねらって立ち上げにかかわるグループの分類は，タイプ1：住民活動型グループとタイプ2：課題解決型・啓発型グループがあります。そのねらいと支援記録の書き方のポイントについて，ここでは解説していきます。

タイプ1：住民活動型グループ

■住民活動型グループの特徴

　このタイプのグループの支援記録には何を記載したらよいのでしょうか。地区活動のなかで保健師が住民から求められて立ち上げたグループ支援の焦点はグループの成長・自立です。すると，活動実績，参加意欲・発言意欲・主体性の有無，会の交流が開放的であるかなど，グループの雰囲気や成長プロセスがわかるような記載が必要になります。新しい参加者の受け入れはスムーズである，会話が弾んだ，笑顔が多い，グループに居心地の良さを感じている，行事のアイデアを出すなど，積極的に参加している，といった記載があれば，グループの成長段階が具体的に把握できます。

　記録のポイントは，観察点を明確にすることです。萌芽→育成→成熟というグループの成長プロセス，グループダイナミクスがどのように働いているかを念頭に，保健師の支援内容とその効果を専門的スキルとして示すことが求められるのです。そして，最終的に，そのグループが健康づくりのための社会資源となるように育成する，という保健師のねらいに照らした評価がなされることになります。

■住民活動型グループ活動を記録するポイント

　すでに住民によって主体的にグループが運営されているタイプ1の活動報告記録(図1)を例にあげました。

　このグループの特性は，住民が求めたグループ活動であり，参加者の意欲が高いことです。そのため，自発的に活動目的や方法が確立され，自立した活動が展開されていることがあります。このようなグループ活動の記録は住民の活動報告

図1　主体的な活動をしているグループの場合の「活動報告書」

日　　　時	平成○年○月○日（△曜日）10：00～12：00		
グループ名	○○○会	参加人員	7名（欠席1名）
会　　　場	○○会館	特記事項	見学者2名
報　告　者	○○△△		

プログラム
10：00　　　集合，会場準備
10：15～10：30　健康チェック
10：30～11：00　軽体操
11：00～12：00　茶話会から話し合い

評価・感想
自主活動としては2回目。体操は
皆でやると楽しい。
血圧が高いときは，どの程度の体操をやっていいのか？
見学者2名あり。
会長○△さんに決まる。
連絡網は会長さんが次回までに
作成。

連絡事項
健康チェックのときは
保健師さんから助言がほしい。

― グループ参加者が記載する場合は，記入要領が必要
― 記載者はグループ参加者でも良い
― 実施した内容が重要であり具体的に記載する
― 支援者にグループの様子がわかるよう，参加者の具体的な言葉や動きを記入してもらう
― どんな話題が出てどういう結論になったのか，感じられた雰囲気，どんな不安があるか，なども記入されると良い
― 何についてどうしてほしいのか，支援者への具体的な要望を記入する

※サンプルは記載者が参加者である場合を想定

として保健師は活動を見守り，必要に応じて住民の相談にのるという立場でかかわることが多いようです。

◆記載内容
①日時，開催場所，グループ名，参加者，報告者(記載者)
②プログラム内容
③活動の振り返り：反省・感想などの活動評価，次回の計画など
④連絡事項：困ったこと，保健師への要望など

図1にあるように，記載内容は，活動報告として，活動の実際がわかる内容が必要と考えます。グループ活動報告書の意図するところは活動の足跡なので，活動がどんな意味をもっていたか，その日のまとめをすることで，参加者は振り返りをしたり，次への計画や保健師に対しての要望などが生まれてくることがあります。このような形で記録を作ると，参加者は保健師への要望を自分たちでも意識でき，活動の意義を実感することでしょう。その意味で，このような記録の記載者は，参加者が記載してもよいでしょう。その場合は，記載要領などで簡単に書き方のガイドを作成すると抵抗なく自由に記載できると思います。

実践編 7　グループとしての成長をねらった支援記録

タイプ2：課題解決型・啓発型グループ

　健康教育の一環として住民をグループ化したものは保健師の意図で組織したグループです。
　このタイプのグループ支援記録のポイントは，参加者個人の課題対処行動の変化とグループ全体の主体化への動きがポイントです。タイプ1と異なり，個々の参加者の情報（検査結果の変化など）が不可欠であり，参加態度などは個別支援に役立つ情報として求められるのです。そして，重要なのは，その変化が保健師のどのような働きかけによって生まれた成果なのかを記載することです。

■課題解決型・啓発型グループの特徴

　このようなグループは，活動目的や方法は保健師が提示したものです。そのため保健師への依存度も高く，自立した活動への転換を意図的に促していく働きかけが必要となります。この場合，保健師のグループを主体化する支援における意図をどのように記載すればよいでしょうか。保健師の意図や働きかけが自立した住民グループ活動へ発展したという成果を，どのような支援内容や支援計画から導き出したかを振り返ることができたり，支援スタッフがそれを共有できる記録が大切です。
　この場合，中・長期的な支援計画がなければなりません。そして日々の記録には，グループ全体の成熟度を評価する指標とグループ参加者の力量を判断する観察ポイントを盛り込まねばならないでしょう。グループの変化は一定の視点から評価しなければとらえられないからです。また保健師のかかわり方がグループの雰囲気や参加者の活動意欲へ影響を与えるので，どんな支援を行ったかを記載し

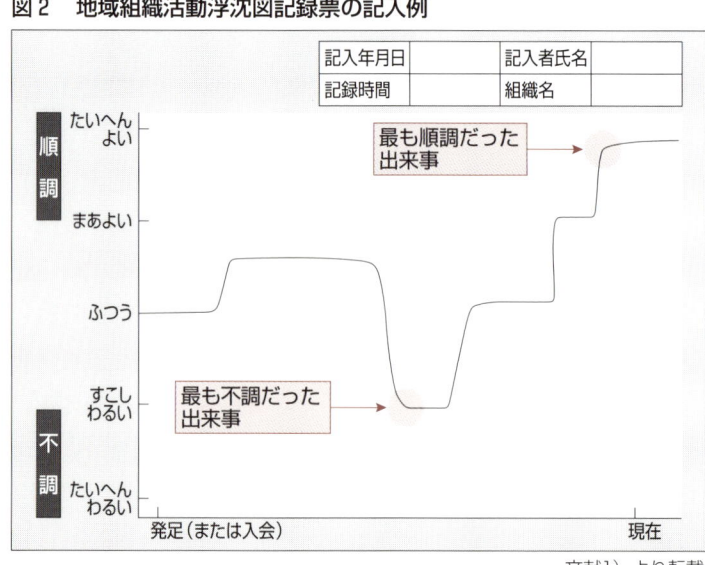

図2　地域組織活動浮沈図記録票の記入例

文献1）より転載

なければなりません。さらに，それらの情報から導かれた短期の支援計画を記載する必要もありそうです。

グループの変化の記録法としては，斉藤[1]が地域組織活動浮沈図を提案しています(図2)。またグループ活動のアセスメント指標もありますが，これらは日々の記録で使用するために開発された記録項目ではありません。これは1例ですので，先行研究を大いに活用して，グループの主体化への支援過程とグループの変化とともに記録するためのグループ支援記録票を考える必要があるのだと思います。では具体的に記録例を見てみましょう。

■課題解決型・啓発型グループ活動を記録するポイント

図3は，複数の支援スタッフが方向の定まった支援を順調に提供し，グループが将来的に自立した活動として継続することを目指して作成したグループ支援記録です。今回の記録例は，通所機能訓練A型から自主グループを生み出そうとしているという場面設定です。支援しているスタッフは保健師だけでなく，事業担当事務職員，派遣指導員(理学療法士，看護師ら)も含まれていると想定しています。記載者は支援を実施した保健師です。記録上の留意点は，現場にいない支援者にも活動の状況が再現され理解できるよう，実践から得られた事実をもとに記載されることが大切です。

記録のポイントは以下の4点です。

- グループ活動の成熟度を観察し評価する。
- 保健師のかかわりや助言内容など，行った支援内容を記載し評価する。
- 支援目標や計画を作成し，支援する他の専門職と共有し評価する。
- 記載内容はPlan/Do/Seeに基づいて構成する。

記載内容についてはPlan/Do/Seeに基づいて構成され，大きく3つに分けられています(表1)。では順に記載内容を見ていきましょう。

表1　タイプ2：課題解決型・啓発型グループ記載内容

	項目	情報の分類	内容
Plan	支援対象	対象となるグループの基本情報	グループ名，参加人数，活動日時，活動日の天気，活動場所
Do	支援内容	支援内容とグループの成熟度の評価をするための情報	今回の支援計画，プログラム，トピック，支援者の参加形態と役割
			グループの雰囲気(全体の雰囲気，参加者の意欲など)
			グループの成熟度(会場やお茶などの準備行動，会の進行力，情報伝達力，リーダーシップ，メンバーシップなど)
See	支援計画と課題	実施後の成果評価	支援スタッフへの要望，今後のグループ支援計画，連絡事項

実践編 7 グループとしての成長をねらった支援記録

図3　グループ活動支援記録のサンプル

支援対象					
グループ名	○○○会		会場	○○会館	天気 晴れ
日時	○年○月○日（△曜日）10:00～12:00		参加者	7名（欠席　1名／見学　2名）	

支援内容	
今回の支援計画	自主活動として2回目。○○○会として活動の目的を再確認する。参加者の役割分担を話し合ってもらう。リーダー役の目星をつける。
支援者名（職種）役割	○○△△（保健師）：健康チェック，軽体操，茶話会の司会
プログラム	10:00　集合，会場準備（スタッフから声かけする） 10:15～10:30　健康チェック（血圧測定など） 10:30～11:00　軽体操（スタッフが進行する） 11:00～12:00　茶話会から話し合い（スタッフから提案）
トピック	参加者の紹介で見学者2名あり。

グループの雰囲気					
	全体の雰囲気	**明るい** / 暗い	**開放的** / 閉鎖的	安心 / **不安**	状況：笑顔多く，見学者の受け入れ良好。発言少なく話し合いは不慣れ，進行リード役が必要。
	参加者の態度	**積極的** / 消極的	自主的 / 受身的	**協調的** / 孤立的	状況：体操には意欲的だが，スタッフ主導から抜けきれない。
	その他				

グループの成熟度		
	会場設定	自立・**要支援**（状況：2回目の活動で会場に不慣れ）
	会の進行	自立・**要支援**（状況：スタッフへの期待大きく，スタッフ主導）
	情報伝達	自立・**要支援**（状況：連絡網，次回までに会長が作成予定）
	リーダーシップ	自立・**要支援**（状況：会長は決まったが役割理解にサポート要する）
	メンバーシップ	**自立**・要支援（状況：参加意欲あるが役割分担に遠慮強い）
	その他	会長，会計の役割分担は決まったが，会の活動目的まで話ができず次回送りとなる。

今後の支援計画	
支援スタッフへの要望	今後のグループ支援計画
会の進行と体操はスタッフがしばらくやってほしい。健康チェックは続けてやってほしい。	会の進行は会長を中心にスタッフが声かけしていく。参加者の力量を見ながら徐々に進行を参加者へ移行していき，6か月後には自主進行を目指す。体操・健康チェックは派遣指導員（PT・NSら）の活用を次回提案し，会の目的に合った指導員の派遣を検討していく。

記録者（職種）	○○△△（保健師）	供覧	部長	課長	係長	担当

● **支援対象(Plan)**

　グループ名，参加人数，活動日時，活動日の天気，活動場所を記載します。武井[2]は，これらの情報はグループの記録として必ず残しておかなければならないものであり，このほかにも，活動内容，欠席者の状況，活動日前後の大きな出来事などもグループ活動に影響を与えるため，記録すべきであると述べています。今回の記録案では，活動内容などは，支援内容の項に記載しています。

● **支援内容(Do)**

今回の支援計画

　担当する保健師が立てた「当日の支援行動計画」を記載します。支援の目的や目標に沿った支援者の役割を具体的に記載すると，現場にいないスタッフにも理解しやすい記録となります。たとえば，雰囲気づくりの声かけをする，プログラムを提案し進行する，健康チェック，情報提供，見守りをするなどです。併せて，今回が何回目の支援なのかを記載しておくと，次回の計画を立てる際の目安となります。

プログラム

　活動内容を時系列に簡略した表現にまとめて記載します。

トピック

　自立に向けた支援をするうえでの新しい試みや情報提供，グループ参加者の新たな動きや変化，活動日前後の大きな出来事など，グループ活動に影響を与えるものを記載します。今回の活動内容としてプログラムとともに記載されるケースが多いと思いますが，ここではプログラムと分けて，自主的な活動を促進するようなエピソードを記載する欄を設けることにしました。この欄に，象徴的な発言を記すなどできるだけ具体的に記載することで，グループに参加していない支援者にもグループで何が起きているかを知らせ関心を得ることができ，支援内容の評価と計画に活かすことができます。

グループの雰囲気

　グループ活動を自主的で活発なものとなるよう支援するにあたり，グループの雰囲気を感じ取ることは支援者の重要な能力であり，視点であると考えられます。グループを記録する際にも，その場の雰囲気，全体としてのグループの雰囲気を記載することは必須事項です[2,3]。しかし，雰囲気をつかむことは，全体としてのグループの動きを察知することであり，グループに何が起こっているのか，個々の参加者の動きを全体状況のなかでみるということです[2]。看護教育のなかでは，主観的な身体感覚的な印象である雰囲気を感じ取る能力は，客観性を欠くために排除されがちな内容です。そのため，現場で自らの体験から身につけていくしかないのが現状です。

　雰囲気は明るい，暗い，軽い，重い，暖かい，冷たいなどの形容詞で表されるのが一般的ですが，グループ活動の場合には一体感，安心感，緊張感といった表現も用いられます。

　雰囲気の尺度には，1960年代にルドルフ・ムース(Moos RH)が治療的環境とし

ての精神科病棟の雰囲気を表す尺度として，病棟雰囲気尺度(Ward Atmosphere Scale：WAS)を開発しています[1]。これは，①患者の活動への関与度，②スタッフの患者へのサポート，③患者の自発性，④患者の自立性，⑤治療プログラムや環境の現実性，⑥問題の個別性への配慮，⑦怒りと攻撃性，⑧秩序と組織，⑨プログラムの明確性，⑩スタッフの統制，のカテゴリーからなるものです。

今回のグループ支援記録案では，このような研究成果を参考に，グループの雰囲気を《全体の雰囲気》と《参加者の態度》に分け，集団と個人の視点で記録することにしています。《全体の雰囲気》は，「明るい／暗い」「開放的／閉鎖的」「安心／不安」に印をつけるようにしました。参加者の表情や会話内容や量から自己表現がしやすく，明るく楽しい雰囲気であるかを評価し，新参加者への態度などから，グループの特性を開放的な雰囲気であるか，参加者間の交流状況から安心感を参加者にもたらす雰囲気であるかを判断します。つまり，参加者の相互作用からなる関係性を見る視点として，これらの項目をあげたのです。《参加者の態度》は，参加者個人の表情や言動から，活動の目的意識や必要性を認識して，意欲的・自主的・主体的に参加しているか，他の参加者に対して協調的か，という視点を盛り込みました。また状況の欄は，その雰囲気や態度を醸し出す背景や因子は何かと考え，記載する項目です。

グループは，参加者の活動意欲が向上することで全体の雰囲気が盛り上がり，主体的な活動へと歩んでいきます。グループ活動の成長を促進したり妨げたりする状況を分析することは，そのまま次のステップへの支援計画に活かされます。

グループの成熟度

グループの成熟度は，このようなグループの場合には中心的な評価項目です。しかし，感覚的な評価になりやすい項目でもあります。今回は，できるだけ具体的な評価にするために，参加者の行動レベルの観察ポイントをあげることにしました。これはどの部分で，どの程度，スタッフの支援を必要としているのかを評価するものであり，スタッフの支援内容や方法を検討する視点となります。

評価項目は，会場設定(会場予約，必要物品・活動費用の調達など)，会の進行(プログラムの計画・実施)，情報伝達(他参加者・支援スタッフとの情報交換・連絡など)といったグループを運営する基本的な行動内容と，リーダーシップ(各参加者への関与度，統制力，意思決定力など)，メンバーシップ(仲間意識，協調性，補完性など)です。これらの項目を観察して自立／要支援を評価し，その裏づけを状況に記します。こうすると，要支援項目の現状が分析しやすくなり，どこに力点を置いて自立に向けた支援をすべきかが見えてくるのではないでしょうか。

グループの成熟度を示す指標としては，坪川らの地域における住民組織の主体性に関するアセスメント指標などがあります[4]。前述のムースもグループ風土(Group Environment)を測定する尺度を開発しており，凝集性，リーダーの支援，表現性，主体性，目標指向性，自己開示，怒り・攻撃，規則・組織化，変革，リーダーのコントロールが中項目にあげられています[4]。このようなグループ活動の状態を表現する技法が，日々の記録を工夫するうえでも大いに活用できるのでは

ないかと思います。

●今後の支援計画(See)
支援スタッフへの要望

　この欄には，参加者のグループ活動に対する悩みや思い，支援内容や方法に関する要望，その理由に関する発言をできるだけ具体的に記載します。住民のニーズを顕在化すると，それが実現可能な要望かどうか検討しやすくなり，支援計画に活かしやすくなります。つまり，行政施策に反映させる情報源ともなるわけです。

今後のグループ支援計画

　活動を自主的に運営できるようになるために，必要な支援内容や支援方針を時間的な見通しも含めて記載すると，次回の支援計画につながります。

■まとめ

　グループの成長をねらったグループ支援として，タイプ1：住民活動型グループと，タイプ2：課題解決型・啓発型グループの書き方のポイントについて述べてきました。この種類のグループが最も多いと思います。グループ化の必要を感じて保健師が提案する場合や，グループ化するためにリーダー役を担ってくれそうな参加者を探すなど，根回しをしながら何とかこのグループを自立的な運営ができるようなグループにならないかと考えます。それは，保健師が実施する支援活動をより効果的に地域で補完するような，地域の力を育てるためでもあります。

　しかし，うまくいくようなこともあれば，失敗することもあります。また，A保健師はうまくいったのに，B保健師に代わったとたん活動が小さくなってしまうこともあります。このようなケースによる違いや支援者による違いは，いったい何が原因なのでしょうか？日常の忙しい業務では，ついケース・バイ・ケースで片づけてしまいがちです。グループは生きていて呼吸をしています。参加者間の相互作用で成長してきます。ですから，そのダイナミクスをうまく保ちながら，進めていくテクニックが必要なのだと思います。しかし，現在のようなメモ的な記録では，そのテクニックが蓄積されていかないと思います。

　今回ご紹介した記録様式は，まだ多くの課題が残っています。すべてのグループに使えるものではないかもしれません。しかし，どんな働きかけがうまくいったか，何が原因で失敗したかをグループによって異なる多様な支援方法を何らかの形で残さなければ，保健師自身が明確に意識できません。それは，保健師個人の問題ではないのです。保健師が個人的にはわかっていても，職種間で共有できなければ，うまくいった支援技術を学び合うこともできなければ，同じような失敗を繰り返すことになり，支援技法の質の向上にはつながらないのです。

　グループの成長にかかわる経緯を日常的に記録で残していければ，後に分析・評価することを容易にします。その結果，グループ支援の効果を示すことができます。それは，地域でグループを形成する意味を実証することでもあると思います。

【引用・参考文献】
1) 斉藤進：地域組織活動をどう強化・活性化させるか──調査結果から行政支援のあり方を考える．生活教育，45(8)：12-16，2001．
2) 武井麻子：「グループ」という方法．pp37-38, pp142-143, 医学書院，2002．
3) 鈴木純一：集団精神療法．土居健郎，ほか(編)：[異常心理学講座9]治療学．みすず書房，1989．
4) 坪川トモ子，鳩野洋子：地域における住民組織の主体性に関するアセスメント指標の検討．保健婦雑誌，56(4)：316-322，2000．

> 実践編
> 8

グループ療法を活用した支援記録

タイプ3：治療支援型グループ

■治療支援型グループの特徴

　治療の1つとしてグループを活用するこのタイプは，グループ療法の目的と成果を記録に示すことが記載内容の中心になります。そして，事業運営として評価する記録か，メンバー個人の成果評価を示す記録であるかによって，記載内容や構成は変わってきます。誰が記載するか，記載内容を共有するのは誰かによっても変わってきます。記録は，何のために書くかという目的を明確にして，記載内容を吟味することが大切です。

　とくにグループの記録は，まだ試行錯誤的な段階にあります。あるデイケアでのグループ記録をみると，「見学の○さんは，あまり目立たない，スタッフに近いところに席をとっている」や「みんなが集中力を発揮した川柳。プログラムは，○さん，△さんが嫌がったため，予定したバレーボールから卓球になった」というように，箇条書きで活動のメモとして残されていました。しかし，これだけでは記録者以外には内容がよく読みとれません。さらに，個々のメンバーの様子についても，たとえば「今日はバレーボールで積極的にプレーした」のように担当者の感想が記されており，現場の保健師から「そのときはトピックスだと思って書くのだけど，あとで読み返したときには意味のない内容だと感じる。本人やグループの変化がわかる記録にしたい」という悩みが聞かれます。

　この原因は，観察者がバラバラの視点で記載しているため記載内容が一貫していないこと，個人の成果とグループを活用した成果が混在しているためです。そのため，記録の目的や主張が見えにくい記録となっているのです。そこで，グループ支援事業の展開過程を記す記録として，「グループの企画・運営を記すグループ記録」「参加目的の成果を示す個人記録」「グループ療法導入の継続・終了評価記録（サマリー）」の3つを紹介します。

　この記録様式のポイントは，他職種でグループ療法にかかわるため，事業運営と個人別にグループ療法の目的と成果を示すことと保健師の思考過程を示すこと

を中心をおき，総合的にグループ療法の成果評価をスタッフで共有するということです。

グループの企画・運営を記すグループ記録

■グループ記録のポイント

　事業運営においてもその記載内容の柱は，事業での企画，プログラムとして役割分担などの支援計画(Plan)やプログラムの運営実施，かかわりの内容(Do)と企画，運営の評価(See)を示すことが基本です。観察ポイントは，疾病と生活との関連や，地域や生活の文脈で生活障害をとらえた内容，さらに社会交流などの記述がグループ治療の効果を評価する視点として，記録のポイントになります。いいかえれば，保健所デイケアの目的はメンバーの健康課題の解決とグループの成長と自立です。

　メンバーの健康課題の解決は，メンバーの参加目的とほぼ同じことです。メンバーの健康課題の解決に対する評価は，メンバーの参加目的ごとにその達成度で評価することが基本であり，共通のものさしで測ることは難しいものです。それは，メンバー1人ひとり，評価項目も評価点も異なるからです。この詳細は，個人記録に書くことが必要です。

　ただし，メンバーの健康課題に影響を与えているグループダイナミクスは，事業の企画・運営の仕方として評価する必要があります。会話が弾む，笑顔が多い，自由に発言できるなどのグループの雰囲気や，新しいメンバーの受け入れ状況などの開放性，プログラムへのアイデアの出し方などのメンバーの意欲的なかかわりといった点に着目することで，グループ全体を評価することができます。そして，これはグループの成長と自立の評価ともなります。これらの観察ポイントを事業運営するスタッフで共通認識することが必要で，そのために記録が活用されるのです。

　図1はグループ記録の記入例です。計画がどのように実践され，残された課題は何かがみえるよう，計画(Plan)，実施(Do)，評価(See)の構成にしました。このように整理した記録があれば，かかわる職種の共通認識が図れるばかりではなく，事務職員など，保健師以外の職員の精神障害者に対する理解が深まることも期待できます。

　記録は，グループワークで秋祭りの準備について話し合う場面です。テーマに秋祭りの準備①とあるように，この回が最初の話し合いです。

　では順に記載内容を見ていきましょう。

●計画(Plan)

　この部分は実施する前に記載する内容です。記録の目的は，グループワークで達成する目的です。メンバーの行動で表現するとよいでしょう。メンバーがどのような行動をとれば，目的を達成したと評価できるのかを表現するのです。

図1 グループの企画・運営を記すグループ記録

日　時	平成 ○○ 年 ○ 月 △ 日（ 月 ） 9：00〜15：00	記載者	麻生　みゆき
出席者	メンバー 15 名 （欠席者： 5 名）※氏名は出席簿に記載　　スタッフ 4 名（保健師3名：麻生・小林・中山，グループワーカー1名：小島）		

計画

テーマ　秋祭りの準備①
目　的　秋祭りをイメージして話し合うことができる。

予定プログラム（Plan）

- 9：00　挨拶，出欠確認
　　　　本日のオリエンテーション：○○さん。
- 10：00　秋祭りを説明し，イメージをつくる。
　　　　昨年の秋祭りのビデオをみる。
　　　　昨年の反省会での意見・感想を読み上げる。
　　　　昨年の様子を説明してもらう。
　　　　→△△さん，□□さんに声をかける。
　　　　●緊張が強ければ無理はしない。
- 12：00　昼食
- 13：00　秋祭りの話し合いをする。
　　　　司会，書記を決める。
　　　　どのような内容の秋祭りをやりたいか。
　　　　どのような係が必要か。
　　　　●スタッフは司会をフォローする。
　　　　●メンバーが，秋祭りをイメージしながら，どんな係が必要かを考えられているか，確認しながら進める。
　　　　●話し合いに疲れた様子であれば，適宜休憩を取る。
- 14：30　反省会，次回のお知らせ
- 15：00　終了

【その他の留意事項】
- □△さんの服薬状況の確認。
- ××さんは4回目の参加。会の雰囲気や他のメンバーとの関係で安心できるように注意してみていく。

実施

実施プログラム（Do）

- 9：00　ビデオ鑑賞
　　　　休憩
　　　　秋祭りの体験談
　　　　イメージづくり
- 12：00　昼食
- 13：00　イメージづくりの続き
- 15：00　何をするか話し合う
- 16：00　終了

話し合いの途中で，数名タバコを吸うためロビーに出ていた。次回までに自分がやりたい係を考えてくることになる。

【留意事項について】
- □△さんの服薬状況，残薬が3回分あり。
　→個人記録へ
- □□さん，△△さん，体験談を明るく語った。
- ××さんについては個人記録に記載

◆秋祭りを説明し，イメージをつくる
　ビデオ鑑賞中，初めてのメンバーからは「食事はつくったのか」「会費はいくらだったのか」という質問や「主治医を招待したい」という意見が出された。昨年の体験者からは「食事はボランティアさんに手伝ってもらってつくった」「会費は忘れたけど保健師さん覚えてますか？」「今年は調理係をやってみたい」などの意見が出された。また「昨年はつまらなかったから，あまりやりたくない」という消極的な意見も△△さんから出た。

◆秋祭りの話し合いをする
　食後，会話が進まず，疲れがみられたので，スタッフが司会・書記をした。内容は，いままでデイケアでつくってきた作品の展示，自分たちでつくった紙芝居の公演，カラオケ，調理を行い，お世話になっている人を招待することになった。会費は300円負担と決定する。次回は，どんな係が必要か考え，どんな係をやりたいか考えてくることを保健師が投げかけ，課題とした。

評価（See）

◆事業運営について
　昨年のビデオや反省会の記録用紙を活用したことで，はじめてのメンバーは秋祭りをイメージできた。参加者の体験談はスタッフが一方的に説明するよりも効果的だった。具体的な秋祭りのイメージができたことで，次回は「係の決定」につながっていくだろう。

◆メンバーの様子
　体験談では昨年のことを思い出して様子を説明することができていた。ビデオや体験談の間も活発な意見や感想があり，係を課題にしたことでメンバー同士の会話が進むことを期待している。□△・××さんは，次回も同じような配慮が必要である。

連絡事項

昨年の係一覧や係の仕事内容，誰が行ったかなど，参考となるものを用意する。1日のプログラムは長いので途中に休憩を入れる。

※注記：
- Plan/Do/Seeが1つになった事業評価としても活用できる記録
- タイムスケジュールは事業運営のポイント
- 多職種で共有する運営上の留意事項
- 個人の様子は個人記録へ
- デイケアの目的に焦点をあてて書く
- グループ全体とメンバーの観察。事業運営の評価とグループ全体の目的達成について記載すると次回への課題がみえる

103

図1の計画「秋祭りをイメージして話し合うことができる」という目的は，プログラムの内容，出席メンバーの生活能力や興味関心，同じプログラムを実施した過去の反省などを考慮し，検討されたものです。このように，1回ごとにグループワークの目的を表現することで，支援の方向も明らかになり，また実践の具体的な評価もしやすくなります。

今日のグループワークの目的を達成するための企画プログラムなので，時間的流れや準備するものが効果的かどうかという点で，プログラム内容や運営の仕方を確認するわけです。複数のスタッフによって実施するデイケアでは，事前に時間軸にそって実施予定項目をスタッフ間で確認し，共有しておくことも必要です。さらに，「□△さんの服薬状況の確認」「××さんには他のメンバーとの関係で安心できるような配慮を」のように，地区担当保健師からの情報で確認が必要なこと，会の運営で注意しなければならないことを留意事項としてあげ，確認しておきます。

今回は，準備の1回目なので，午前中は，昨年の秋祭りに参加したメンバーはビデオやおしゃべりなどで昨年の様子を思い出し，昨年の反省会の記録や説明をすることで，それぞれが秋祭りへの私のイメージを膨らませる。午後はそのイメージから，自分たちはどんなお祭りにしたいのか，どんな係が必要かについて話し合いを進めるというねらいのプログラムにしたわけです。

このように具体的な展開を記載することで，当日運営にかかわるスタッフは，グループワークを運営する内容を確認することができます。さらに，目的，予定プログラム，留意点（予定プログラムのなかの●で示した部分）を記載してありますが，これらは事前の打ち合わせミーティングをしながら，スタッフが気づいたことを記入すればよいのです。

● **実施（Do）**

実際予定したプログラムをどのように実施したか，留意事項に関しては何をしたのかを，デイケア実施後に記載します。

実施プログラムは，予定したことの半分もできないこともあります。グループ全体の雰囲気や動き，会で決めたことなどを簡単に記します。予定どおりに進めば，この欄の記載量はごく少なくてよいでしょう。

実施項目のポイントは，目的である「秋祭りの説明でイメージをつくる」「秋祭りの話し合いをする」とアンダラインで見出しをつけました。当日の話し合いの様子をまとめています。メンバーの発言内容などの事実，それに対するスタッフの判断とその根拠を記していきます。たとえば，「ビデオ鑑賞中，はじめてのメンバーからは『食事はつくったのか』『会費はいくらだったのか』といった質問や『主治医の先生を招待したい』といった意見が出された」と，メンバーの発言が紹介されています。また，秋祭りの話し合いでは「食後，会話が進まず，疲れがみられたので，スタッフが司会・書記をした」と，状況に応じて，スタッフがどのようにかかわったかの理由が示されています。

このように，当日のグループワークのねらいがはっきりしているため，メンバー

の言動やスタッフのかかわりの行為がどの程度重要かを意識することができます。実際の運営で気づいたことを焦点化して，事実を情報として抜粋することができるのです。

● 評価(See)

評価には，デイケア終了後のスタッフミーティングで話し合ったことを，目的に照らして記載します。

そのポイントとなるのが，1つは事業運営についての評価です。たとえば，昨年のビデオや反省会の記録用紙を活用したことで，はじめてのメンバーは秋祭りをイメージできたなどと，単にプログラムの善し悪しではなく，メンバーに合った内容であったか，スタッフがどのような役割が果たせたかを評価します。

2つ目は参加者の様子の評価です。グループ活動をとおして，メンバー同士やメンバーとスタッフなどの人間関係がどのように変化したのか，目的のどの部分が達成でき，どこができなかったのか，グループとして全体の雰囲気がどのような様子だったか，会話が弾む，笑顔が多い，自由に発言できるなど，グループの開放性(新しいメンバーの受け入れ状況など)やメンバーの意欲的なかかわり(プログラムへのアイデアの出し方などに着目することで，グループ全体を評価することができます。そして，これはグループの成長と自立の評価ともなります。これらの評価から，次回のプログラムに対する引継内容・提案が，次の連絡事項に記されます。

■グループダイナミクスの観察ポイントが記載する事業企画・運営評価のポイント

デイケアは，グループダイナミクス(集団力学)という社会心理学の理論を活用しています。これはタルト・レヴィンによって提唱された研究領域で，「対面的な小集団にみられるメンバー間の相互作用や，小集団内の個人と集団との関係，個人の集団生活に変化を与える要素などについて，そこに働く力学的法則性を明らかにする学問」であるとされています[2]。

レヴィンらの研究によって，グループワークには，グループ内での人間関係(グループプロセス)，なかでも意見の対立，派閥抗争，反目，嫉妬，友情，共感といった葛藤を体験し，それを乗り越えることで参加者が人間的な成長をとげるという効果があることが証明されています。グループワークの核心は，この人間同士の交流による影響だといえますが，それをメンバー1人ひとりの状況，メンバー同士の関係性，メンバー1人ひとりとグループ全体との関係性に着目して活用するのです[2]。また，武井[3]は，グループダイナミクスを活用する目的は，デイケア以外にもさまざまな目的で活用されることを示していますので参考にしてください。

実践編 8　グループ療法を活用した支援記録

参加目的の成果を示す個人記録（グループメンバー記録）

　保健所でデイケアが開始されたことで，精神障害者への支援は，病気の管理中心から障害の発生予防や治療，社会復帰までの総合的な施策の推進へと大きく変わりました[1]。そのためメンバーもさまざま経路から参加が決定されます。

■デイケア参加が決まるまでのプロセス：多様な個人的背景と記録のポイント

　デイケアの目的は，「主として在宅で通院医療を受けている精神障害者が，集団生活指導（グループワーク）に参加することによって対人関係の障害を改善し，日常生活習慣を獲得し，社会生活に適応できるように援助すること」です[4]。つまり，精神障害者の「生活のしづらさを改善すること」がサービスゴールであり，そのために，グループワークという技法を用いて，社会性の取り戻しと生活の自立の獲得をねらうのです。

　保健所のデイケアに参加が決定するまでのプロセスを，図2に示しました。多くの保健所では，参加決定までに地区担当保健師・デイケア担当保健師の面接があり，記録類もそれらに応じて作成されています。さらに，申請事務に付随したデイケア申し込み書，参加決定通知書などもあります。参加決定までの流れは，それぞれの担当者が本人の意思を確かめ，グループへの参加が健康な生活づくりに役立つかどうかを検討するプロセスだといえます。こういった手続きを通して，事業への参加が決定されます。

　この手続きの始まりとして，デイケアの利用の問い合わせや申し込みは，本人だけでなく，家族や医療機関など多様です。しかし，基本的に参加の問い合わせ

図2　デイケア参加までの流れ

プロセス	記録
保健所窓口へ申請 （本人，家族，病院，作業所）	デイケア申し込み書
↓	
申し込み受理	個人カルテ作成
↓	
見学	見学参加者用記録
↓	
地区担当保健師が面接 デイケア担当保健師が面接 主治医の意見	主治医意見書
↓	
受け入れ会議	会議録
↓	
参加決定 本人への決定通知書の送付	決定通知書

図3　参加目的の成果を示す個人記録

メンバー氏名	○△□×　さん
参加目的	デイケアに来所することができる。

> デイケアの目的にそって記録すると，評価しやすい

概要	状況・本人の感想	今後について
日　時：H○○/○/△ プログラム：料理 役　割：なし 記載者：保健師・麻生	初めての参加である。自己紹介では自分の名前と「よろしくお願いします」と話すことができたが，無言で座っている。スタッフに話しかけられると「初めてだから緊張しました。サンドウィッチはおいしかったです」と答える。	参加できることが当面の目標でよい。
日　時：H○○/○/△ プログラム：ボーリング 役　割：なし 記載者：保健師・中山	2回目の参加。ボーリングは初体験で，うまくボールを転がすことができなかった。順番になっても「上手く投げられないので，代わりに投げてください」など，結果を気にする言動が一度あった。スタッフが「初めてなのに上手くできていますよ」と話すと「そうですか」と答えた。「ボーリングは難しかったです」と感想が一言あり。	上手くできないと感じながらも，その場にいることができた。
日　時：H○○/○/△ プログラム：レザークラフト 役　割：なし 記載者：保健師・麻生	自分が使う小銭入れをつくった。色は赤を選び，星の形をデザインした。講師の先生の隣に座り，説明を聞きながら作業に集中し，自分1人で丁寧に仕上げることができた。早く仕上げることができたので，他のメンバーに手順を質問されると教えていた。「楽しかった。ありがとうございました」と，講師の先生に話しかけていた。	積極的な参加態度を示していた。デイケアでの新しい体験が，生活への変化となるとよい。
日　時：H○○/○/△ プログラム：秋祭り話し合い 役　割：なし 記載者：保健師・小林	昨年の秋祭りの話を，ずっと黙って聞いていた。参加者をよくみている。休憩時間にスタッフへ「お母さんに『働いたら？』といわれた」と話した。「話し合いが長く疲れた」と感想が一言あり。	今回で4回目の参加である。黙ってずっと座っているが，よく聞いているし集中している。母親のいう就労の方向は地区担当へ。

> 具体的な言葉を記すと，状況が客観的になる

> 保健師が観察したことから判断したこと，今後のかかわりの意図を分けて書く

> 地区担との連携もしっかりと記述！

__8__月の経過と課題
出席状況（__4__回/__4__回中）　記載者：麻生　みゆき

> 月ごとのサマリーとして，デイケアの効果を意識してまとめる

　今月からの参加であり，当面の目標とした週1回の来所はできている。まだ参加者との交流はない。様子をよくみている。表情は硬く，スタッフから話しかけると答える程度である。しかし，途中で退出することなく参加し，時間を過ごしている。今後も継続して参加し，家から出て，家族以外の人と会うという体験を重ねるように援助していく。とりあえず順調な導入である。

※アンダーラインは文中で説明している部分を示す。

に対応するのは，まず地区担当保健師です。地区担当保健師は本人との面接の場を設定し，必要に応じて家庭訪問で本人の具体的な生活のしづらさをつかみ，その上で，本人の意向・家族の意向を確かめるのです。このような事業への参加にあたり，事前の本人・家族への意思確認が，その後のデイケアでの援助，デイケア終了後の援助をスムーズにします。また，参加決定までにかかわる職種も多いのです。デイケア参加の意思を確認した後で，さらに地区担当保健師は，本人とともにデイケア担当者から説明を受けたりデイケアの見学をし，本人の参加の意思・意向をさまざまな方法で確かめていきます。そのうえで，本人，専門医，デイケアスタッフとともに，デイケアに参加する意味を検討し，望ましいと判断されることで開始となるのです。

このプロセスで一番重要なことは，参加目的を明確化し，その目的を本人と関係者とで確かめ合い，さらに参加の意思を確認し記録に残すことです。また，デイケアの実施記録として，個人記録（グループメンバー記録）は，グループ療法を受けた成果や効果を目的と合わせて検討するカルテのようなものと考えられます。では具体例を見てみましょう。図3はデイケアを受けているメンバー個人の記録です。

この記載例では，記録用紙の構成は概要（Plan），状況・本人の感想（Do），今後について（See）となっています。実際，多くのデイケアで使用されている個人記録の書式は，日時，プログラム内容，参加状況が記されているだけのフリーな記録様式なので，記録内容は断片的なメモ書きになりがちです。このような記録は，書きやすい半面，何のためにデイケアに来ているのかというデイケア導入の目的が明示されていないため，記載者の観察や印象をその場限りで記載することになります。目的を意識していない記録は，デイケア参加による個人の成果評価をしようというときに意味をもたないことが多いのです。では順に見ていきましょう。

● 概要（Plan）

この用紙では，冒頭にメンバー氏名の下にメンバーの参加目的を書き入れてあるので，スタッフはメンバーの言動や行動を目的に照らし合わせて，意図的に観察することができます。概要の内容については日程，プログラム，役割，記載者となっています。このなかで役割はとくに重要です。能動的な参加になっているか，社会性を獲得しているかのバロメーターになります。

● 状況・本人の感想（Do）

ここでは，デイケアに来所することができるという目的に対して，初日の自己紹介の様子や「無言で座っている」などの参加状況が記されています。また，3回目のレザークラフトの参加の様子では，アンダーラインで示したように，「手順を質問されると教えていた」「講師の先生に話しかけていた」と記載し，いずれも当日の様子についてメンバーの言動や行動に着目していることがわかります。また，参加してどうであったかのメンバーの反応は，言動をそのまま記述しておく

と，メンバーの気持ちの変化を理解し共有するために役立ちます。

●今後について(See)

状況・本人の感想について書かれた内容をみると，初回では「参加できることが当面の目標でよい」，3回目では「積極的な参加態度を示していた」と判断しています。このように記載すると保健師の判断が，観察したことと関連していることがよくわかります。また，4回目の参加状況をアンダーラインで示したように，スタッフとの会話から家族とのかかわりについての言動が記載されています。このことから，保健師は家族（母親）の考えについても情報収集する必要性を感じ，「母親のいう就労の方向は地区担当へ」と記すことで地区担当保健師と連携するという計画を示しています。このように「今後について」は保健師の考えや判断を観察した状況に応じてわかりやすく表現することで，事業担当する関係者との連携や役割が明確になります。

最後に，個人記録は，月単位で目的にそった評価をまとめておくと，参加継続や終了時の判定会議のサマリーにも活用できます。また，個人記録の場合，できるだけ情報量を絞って負担を減らす必要があるでしょう。メンバーがどのような目的でデイケアに参加しているのか，参加してどのような反応をしているのか，言動や行動に着目して焦点化した記録を工夫するとよいでしょう。

グループ療法導入の継続・終了評価記録（サマリー）

■評価記録（サマリー）を記録するポイント

図4は，デイケア参加の継続・終了の評価記録（サマリー）です。

保健所のデイケアでは，おおよそ6か月から1年の区切りで参加継続・終了を検討しますが，その際に活用する記録用紙です。

構成は，基礎データ(Plan)，デイケア参加状況(Do)，家庭での状況・家族の意見(Plan/Do)，今後について(See)としました。

主たる記載者はデイケア担当保健師ですが，地区担当保健師は家庭での状況・家族の意見，地区担当保健師の意見の記載をするとデイケアのみではなく，地区担当保健師によるフォローアップ状況がよく伝わると思います。

●基礎データ(Plan)

この部分は基本情報です。住所・生年月日・病名という項目は個人情報なので取り扱いには注意を要します。デイケアの参加継続・終了の評価記録として，どこまで供覧するか，どこに保管するかで記載内容は変わってきます。

●デイケア参加状況(Do)

ここでは実際の参加活動状況を出席状況という客観的な指標を使い，欠席理由など重要な情報が記載されています。これは参加することが目的であり，出席率

実践編 8　グループ療法を活用した支援記録

図4　グループ療法導入の継続・終了評価記録（サマリー）

基礎データ（Plan）		
氏　名	○×○△	3人家族 家族構成：□（50歳）会社員 ─ ○（45歳）主婦／◎（本人）
住　所	東京都　○○区　○○町　1-2-3	
生年月日	○○年　○月△日（20歳）	
病　名	統合失調症	
医療機関	○○病院	

※欄外注記：グループ活動への参加状況を具体的に書く

デイケア参加状況（Do）	
参加目的	デイケアに参加し、家族以外の人と交流することができる。
出席状況（別紙 デイケア出席簿参照）	20回／24回参加（出席率：83％）時間に間に合うように来所している。 欠席理由：スポーツが苦手なため、スポーツプログラムは欠席した。欠席の連絡は必ずあった。
スタッフとの関係	依存的でも拒否的でもない。言葉づかいも丁寧である。地区担当保健師がデイケアを担当することを楽しみにしている。地区担当保健師が入ったときには表情も明るく、発言する回数も多い。
他メンバーとの関係	○さんとは、女性同士で年齢も近いためよく話しているが、他のメンバーとも少しずつ交流することができるようになっている。若い女性なので人気があり、話しかけられることが多いが、緊張ぎみで表情は硬い。
グループ内での役割	積極的に役割を担うことはない。何人かで行う役割を手伝う程度である。話し合いの司会や書記などは他のメンバーに推薦されても行うことはない。
デイケアプログラム	レザークラフトや手芸などには積極的に参加していた。公園の散歩やハイキングなど戸外の行事にも参加している。ボーリングなどのスポーツ行事は欠席した。

※欄外注記：グループ活動での社会的交流がねらい

家庭での状況・家族の意見（Plan/Do）	
把握方法	地区担当保健師が月1回、家庭訪問を実施して把握した（期間中、計6回実施）。
把握内容	◆家庭での状況：（母親より）デイケアに参加するようになり、朝早く起きるようになった。本人は、着ていくものにも気をつかうなど、参加を楽しみにしている様子。 ◆母親の考え：就労できるようにしたい。デイケアに継続して参加させたい。 ◆助言・指導内容：デイケア参加の様子を伝える。継続して参加することが大切であること、就労はまだ早いことを母親に話した。

今後について（See）			
本人の意見			人と話すのは緊張しますが、友達のような人もできてうれしい。朝起きることができるようになって、お母さんからも誉められてうれしい。主治医の先生も、もう少し続けるとよいというので、続けたいと思う。
スタッフの意見	デイケア担当保健師（　　）	⦿継続・終了	今回のデイケアの目標は達成できたが、次の段階として楽しめることへの援助が必要である。継続参加の対象としたい。（　　　　）
	地区担当保健師（　　）	⦿継続・終了	デイケアに参加することで、生活のリズムがついてきた。また、友人もでき、デイケアは効果的である。本人も家族も継続参加を希望している。グループへの参加を楽しめることを目標に継続としたい。
	主治医	⦿継続・終了	対人関係の改善のためにデイケアの継続が望ましい。
話し合いの結果		⦿継続・終了	デイケアでは、会の雰囲気にも慣れてきた。メンバーやスタッフとの関係も良好である。回を重ねるごとに成長している。今後、外出に向けて生活を規則的にし、基本的な生活リズムをつくること、家族以外との対人交流を増やすこと、を目的としてデイケアを続けることは、効果的であると考える。

※欄外注記：デイケア継続判定会議で議論となったことや結論の根拠、今後の支援活動を明確に記載する

※下段には供覧の欄が必要です。付録 p.156 を参照して下さい。

という指標の活用も工夫の1つと考えます。また，参加状況はかかわったスタッフで記載することに意味があります。デイケアプログラムごとの参加状況や役割などを記すことで，メンバーの参加形態が具体的に示されます。これまでの書き方と同様に，メンバーの言動や行動に着目することが客観的に書くコツです。

●家庭での状況・家族の意見(Plan/Do)

　地区担当保健師が担当する部分です。地区担当保健師は，メンバーの家庭での生活状況を把握し，変化をとらえます。デイケアに参加してから，何がどのように変化したか，しないのかを観察することが重要です。また家庭での様子を観察する家族からも情報を収集します。メンバーが地域での生活を継続していくために，家族の意見を聞き，家族はどのように考え，状況を受け止めているかを把握し支援していくのです。この部分は，地区担当保健師の役割であり，デイケア事業の効果を生活者としてとらえていく役割をもっています。

　また，家族にデイケア参加後の様子を聞くことは，家族にも生活の振り返りをしてもらうことにもなります。朝早く起きるようになった，着ていくものにも気を遣うという本人の変化を家族が意識することは，デイケアの効果として認識することになります。

●今後について(See)

　ここは，全体のまとめの部分です。この記載のように本人の言動そのものが記載されると事実として明確に伝わります。デイケア参加，継続，終了の判断はデイケア担当保健師，地区担当保健師，主治医が行うようになっています。

　話し合いの結果の欄は，参加継続・終了の判断結果を記載することになります。継続の場合，次回からの参加目的もあわせて書くことになります。このような記録は参加継続・終了の判定ばかりでなく，書式を工夫することで，一定の期間のデイケアサマリーとして利用しやすくなり，主治医や関係する職種と情報を共有することに活用できます。

　これらの記載項目は，デイケアでの状況だけでなく，本人の意見，スタッフの意見，家族からみた本人の状況，家族の考え，主治医の意見を載せるなど，多面的に状況を把握できるように考えました。お互いの情報を補い合い，評価をより総合的なものにするために有効ではないかと考えます。記録用紙のメリットを次のようにまとめました。

- 目的を明確にして参加することでデイケアの成果や効果を意図的に記載でき，評価しやすい。
- 支援計画が再検討され，その人にあった現実的な計画に修正される。
- デイケア参加状況をスタッフ間で共有し，本人の対人関係や生活の変化を多面的に把握することができる。
- 参加状況は本人・家族の言動や行動で表現されるため，スタッフの判断が

> 　　明確になる。
> ●デイケア参加継続・終了の判断が蓄積されることになり，基準ができる。

3種類の記録を連動させよう

　デイケア活動の目的と，記録を書く目的を振り返ってみたいと思います。

　グループ活動での保健師のねらいは，個人の健康課題の解決とグループの成長と自立にあります。グループの参加者1人ひとりのニーズは，自分の課題を解決したい，より健康な生活を送るための支援を求めているのであり，個人の課題をより良い方向へもっていくために有効なサービスを活用したいと考えているのです。そのためデイケアの記録には，メンバーの心身機能とQOLの向上が示されなければなりません。さらに，グループの成長という保健師のねらいに対応して，グループの成長段階，グループの自立を促進した経過，サービスとしての有効性を評価し，記すことが必要です。

　具体的な記録内容としては，グループダイナミクスで観察された「表情は硬く，スタッフから話しかけると答える程度」といった個々のメンバーの状況，「○さんとは，女性同士で年齢が近いためよく話している」といったメンバー同士の関係性，そして「司会や書記などは他のメンバーに推薦されても行うことはない」といったメンバーとグループ全体との関係性を記します。記録をとおして，個人の態度や行動の変化，グループ全体の成長がつかめるのです。記録は，継続・終了の判定会議の資料もあわせてファイリングしておくことで，メンバーの経過をより総合的に理解することが可能になります。

　今回紹介した記録様式は，グループ運営が，個人の課題解決やグループの成長に効果があったのかを記すことができます。さらに，事業の企画・運営評価も可能です。しかし，これらの記録を1つにまとめることはできません。それぞれ，記録の目的が異なるからです。

　だからこそ，「グループの企画・運営を記すグループ記録」「参加目的の成果を示す個人記録」「グループ療法導入の継続・終了評価記録（サマリー）」を連動させることが，デイケアを個人に対する効果と事業運営評価の双方に有効な記録となるのです。保健師と事業を運営するスタッフとの間で，メンバーの観察ポイントと事業展開のポイントが共有されることで，協働した運営が可能となるのです。

【引用・参考文献】
1）金川克子：地域看護と保健婦（士）活動．保健の科学，41(1)：4-6，1999．
2）安梅勅江：グループインタビュー法．医歯薬出版，2001．
3）武井麻子：「グループ」という方法．pp37-38，pp142-143，医学書院，2002．
4）高階恵美子，ほか：地域リハビリテーションにおける評価．保健婦雑誌，45(4)：44-51，1989．

展開編

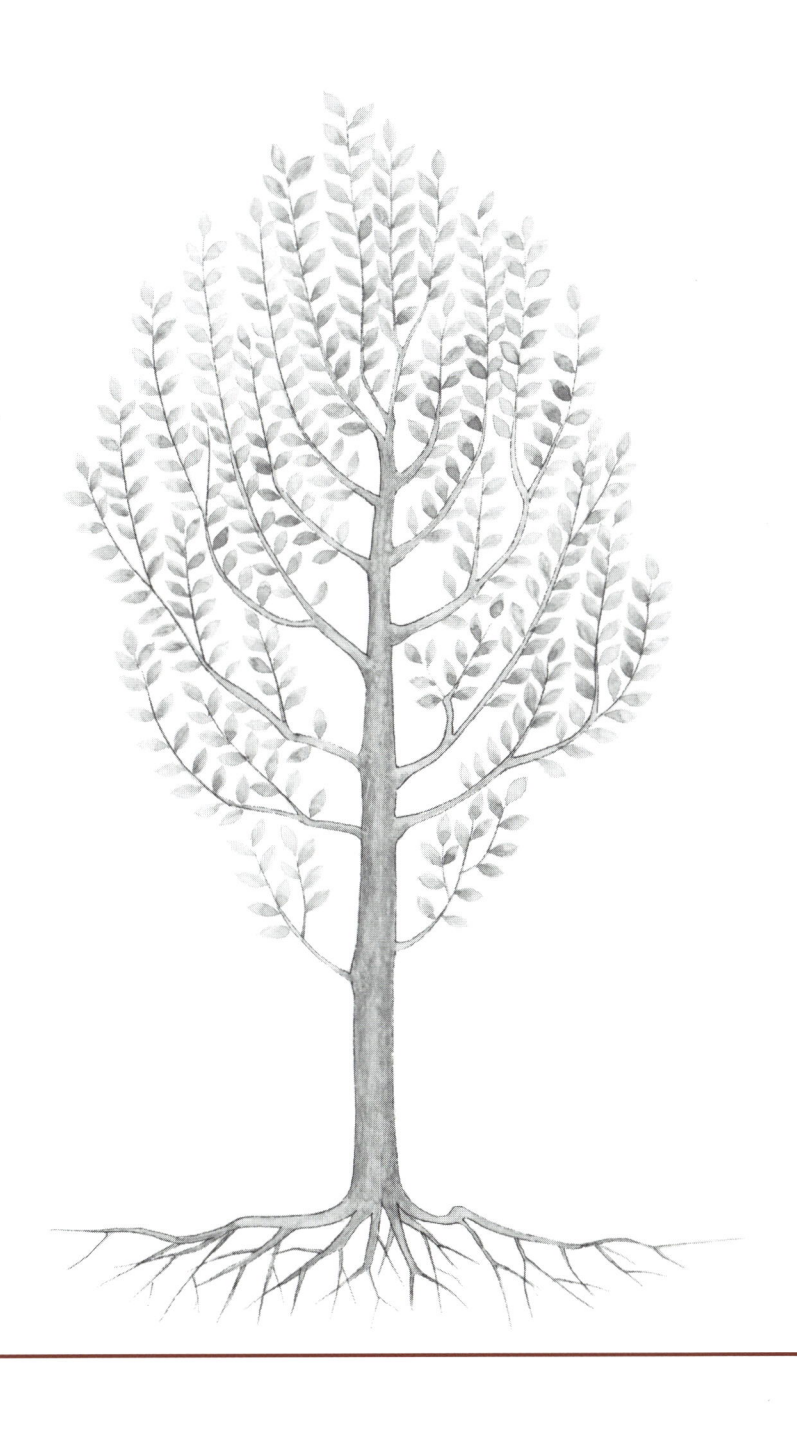

展開編 1

情報公開法と個人情報保護制度の基本的な考え方

情報公開法施行に強化された説明責任の重さ

　記録に関心が集まっている理由のなかでも，情報公開という社会的要請の影響は大きいと考えられます。情報公開法(2001年4月1日施行)は，行政がもつ情報の公開と情報活用の公平性を保障することを義務として説明責任を問い，一方，個人情報保護法(2003年5月成立)は，個人の権利保障のため個人情報を扱う公的文書の取り扱いの管理責任を定めることを義務としています(**表1**)。これらの法律と連動して都道府県で条例が公布され，東京都でも1985年に開始された公文書開示制度をより利用しやすいものにと，2000年1月に新たに情報公開制度をスタートさせています。

■カルテ開示と保健師記録

　医療事故が報道されるなか，カルテ開示が求められるようになってきました。カルテ開示というと，医療機関だけが対象のように思っていた保健師も少なくないのではないかと思います。ところが近年，児童虐待や精神障害者による殺傷事

表1　情報公開法と個人情報保護法の目的

情報公開法の目的
国民主権の理念にのっとり，行政文書の開示を請求する権利について定める事等により，行政機関の保有する情報の一層の公開をはかりもって国民の有するその諸活動を国民に説明する義務が全うされるようにすると共に国民の的確な理解と批判の下にある公正で民主的な行政に資すること

個人情報保護法の目的
日本国憲法の理念に基づき行政機関及び特殊法人が取り扱う個人情報に関する個人の権利を保障し，実施機関の責務を定め，もって個人情報の取り扱いに関して個人のプライバシーをはじめとする個人的人権を擁護すること

件，独居老人の餓死などの事件が報道され，住民の生活と健康を守る地方行政がこれらの事件とどうかかわっていたか，公文書である個人記録，相談記録などを開示して示すよう求められるようになってきました。医療事故を受けたカルテ開示の要請と構図は同じです。

　そのため，開示請求された事例が話題になったり，対応の是非や適正を審判するような場面で，保健師記録が判断材料とされる可能性が膨らんでいます。公的機関としてサービスの質を保証するうえで，保健師記録はかかわりの適正さ，公正さを示す証拠として重要であると認識する必要があります。

■インフォームド・コンセントと情報開示

　また医療事故の報道を受けて，ケアの質の向上と質保証という観点から，患者はケア提供者から適切な情報を得て，一方的ではない懇切丁寧な説明を受ける権利をもち，そのうえで納得した医療を受ける権利が保障されるべきという考え方が広がりました。つまり，インフォームド・コンセントの考え方です。高度に情報化した今日の社会では，情報を開示するための環境整備を，不可避の要請として積極的に進めなければならなくなったわけです[1]。

　公的機関の情報開示も，インフォームド・コンセントと同様のプロセスをもつことが求められています。開示請求に応えるためには「証拠としての記録」を作成しておけばよいというだけではありません。

　図1に示すように，開示請求は住民との信頼関係の壊れたときに起こってくる行為であって，信頼性の獲得のために情報開示を行っていくのです。すなわち，ケアの提供者は，ケアの質の確保，安全なケアの提供，継続した一貫したケアの提供を行うことで利用者の信頼を得，そして利用者は，納得したケアの確保，最善・最適なケアを受ける権利，公正な情報提供により選択権を保障されることでケア提供者を信頼し，お互いに信頼関係を築くことができるのです。つまり，情報開示の基本的な考え方とは，インフォームド・コンセントと保健医療福祉サービスの質保証が鍵になるのです。では，信頼獲得のための情報提供とは，どのような

図1　情報開示の基本的な考え方

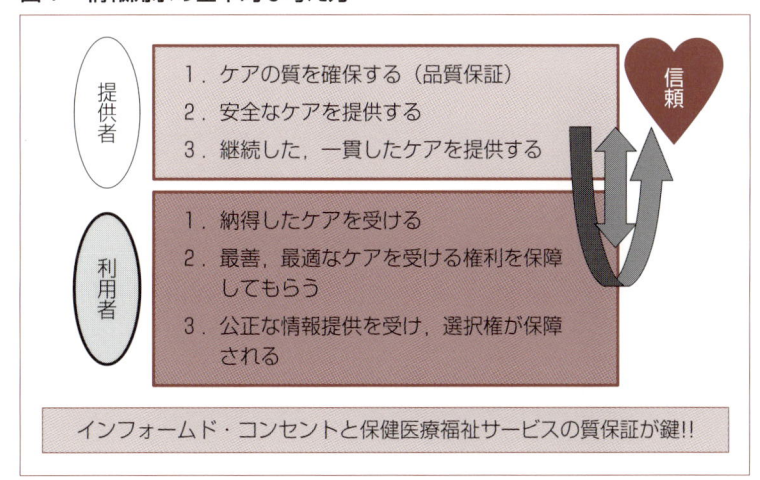

提供者	1. ケアの質を確保する（品質保証） 2. 安全なケアを提供する 3. 継続した，一貫したケアを提供する
利用者	1. 納得したケアを受ける 2. 最善，最適なケアを受ける権利を保障してもらう 3. 公正な情報提供を受け，選択権が保障される

信頼

インフォームド・コンセントと保健医療福祉サービスの質保証が鍵!!

展開編 1 情報公開法と個人情報保護制度の基本的な考え方

図2　住民への情報提供の方法

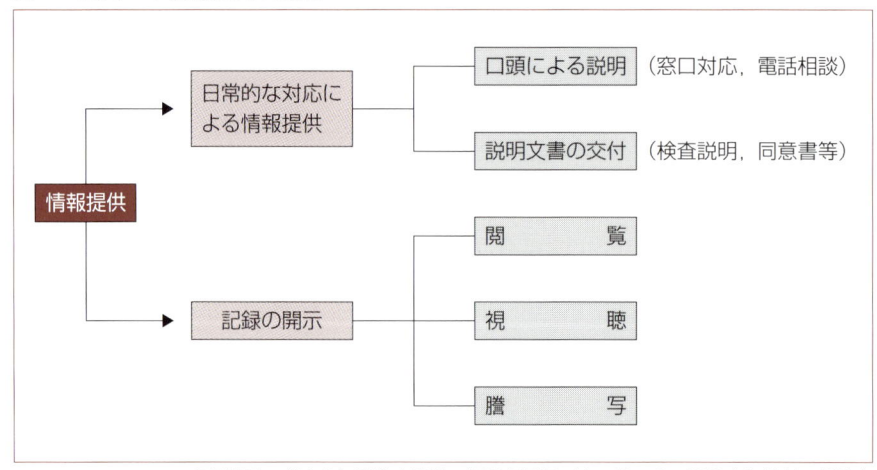

```
情報提供 ─┬─ 日常的な対応による情報提供 ─┬─ 口頭による説明 （窓口対応，電話相談）
         │                              └─ 説明文書の交付 （検査説明，同意書等）
         └─ 記録の開示 ─┬─ 閲　　覧
                       ├─ 視　　聴
                       └─ 謄　　写
```

宮坂雄平：求められる診療情報，振興会通信，No. 43, p.7, 2000 より著者一部改変

方法があるのでしょうか。

　図2を見てみましょう。電話相談や窓口対応といった住民がサービスへアクセスする日常的な場面で，懇切丁寧な説明と適切な情報提供を受ける権利を住民に保障することが必要です。すなわち，行政には，住民への受け答えの態度や姿勢といった点まで含めて，住民が情報を利用しやすい，問い合わせしやすい環境づくりが求められているのです。公正で民主的な行政として，住民への情報提供，説明責任に重さが増しているということを忘れてはなりません。記録という点では，記録物を作成する以前に，口頭でもきちんと説明できることが要求されていると考えられます。

地方自治体による情報公開制度および個人情報保護制度の例

■情報公開制度

　新制度は，表2のように，公文書開示制度（情報公開条例により情報を公開する制度），閲覧制度（請求に基づいて，特定の情報を閲覧する制度），情報公表制度（法律などにより，特定の情報を公表する制度），各種の情報提供の4つのパートから成り立っています。さらに，東京都が保有する情報は，個人や団体からの請求があってはじめて公表されるだけでなく，日常的にも広く都民だれもが都政に関する情報を正確，かつ迅速に得られるよう，情報公表・提供制度を設けているところが特徴といえます。

　次に情報公開条例に基づく公文書開示請求の具体的な内容を見てみましょう（表3）。

　公文書開示請求から開示までの流れは図3に示したとおりです。とくに非開示への不服があるときには，行政不服審査法に基づく申し立てができ，情報公開審査会の意見を聞くことになっています。

表2　東京都の情報公開制度

公文書開示制度	情報公開条例により，情報を公開する制度
閲覧制度	請求に基づいて，特定の情報を閲覧する制度 例）知事や都議会議員の資産等報告書の閲覧制度，選挙人名簿の閲覧制度など
情報公表制度	法律などにより，特定の情報を公表する制度 例）財政状況の公表，給与実態の公表など
各種の情報提供	例）広報誌（紙）の発行，インターネット，テレビ・ラジオによるお知らせ，相談案内窓口など

2001年10月　東京都情報公開制度のパフレットより抜粋

表3　東京都情報公開条例に基づく公文書開示請求の内容

(1) 請求できる方
　　①都内に在住・在勤・在学する人
　　②都内に事務所を持つ人（団体）
　　③公文書の開示を必要とする理由を明示して請求する人（団体）
(2) 請求の対象となる情報（公文書）
　　職員が職務上作成，取得し，組織的に保有している情報（文書，図面，写真，フィルム，フロッピーディスクなどの電磁的記録）
(3) 公文書の開示を実施する機関（実施機関）
　　①知事（総務局，福祉局，建設局などの各局）
　　②行政委員会（教育委員会など）
　　③公営企業管理者（交通局長など）
　　④警視総監
　　⑤消防総監
　　⑥都立の大学の長（総長，学長）
(4) 請求の窓口
　　①都民情報ルーム
　　②各局，事務所の情報コーナー
　　③支庁情報コーナー
　　④公文書を保有する各課
　　⑤警視庁の文書は，警視庁情報公開センター又は公文書を保有する各警察署
(5) 開示までの期間
　　請求があった日から14日以内に「開示」「非開示」などの決定をして，通知します。
(6) 開示されない情報
　　請求があった公文書は，開示することが原則ですが，次の情報に該当する場合は，例外として開示することができません。
　　①法令等で公開しないものとされている情報
　　②個人に関する情報
　　③企業などの事業活動に関する情報
　　④犯罪の予防・捜査等に関する情報
　　⑤審議・検討・協議に関する情報
　　⑥行政運営に支障を生ずるおそれのある情報
　　⑦公開しないとの条件で任意に提供された情報

2001年10月　東京都情報公開制度のパンフレットより抜粋

　情報開示請求の手続きは，東京都の例では図3のようになります。情報開示は，段階的に，さまざまな立場の人の判断をもとに合意されていきます。つまり，組織的な対応が基本となっています。このように考えると，保健師記録は保健師の活動記録として考えるだけでなく，行政機関の責任が問われる公文書「組織の記録」という重みを加えて再検討すべき時期に来たといえるのです。

図3　公文書開示請求から開示までの流れ

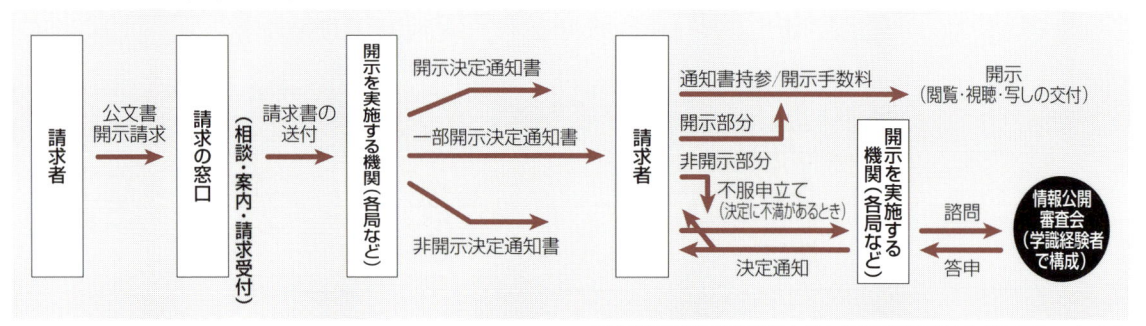

「東京都の情報公開制度と個人情報保護制度」のパンフレットより

表4　東京都個人情報の保護に関する条例の主な内容

- ●個人情報を収集するときは
  事務の目的を明確にし，目的達成に必要な範囲内で，適法かつ公正な手段で行います
- ●個人情報の管理は
  都が保有している個人情報を，正確かつ最新の情報に保ちます。漏えい，滅失，き損等の防止のため，必要な保護措置を講じます。必要がなくなった個人情報は，速やかに消去し，又はこれを記録した公文書を廃棄します
- ●個人情報の利用や提供は
  事務の目的を超えて個人情報を内部で利用したり，外部へ提供したりすることはありません。しかし，皆様の負担軽減や生命・身体又は財産の安全を守るため必要な限度での目的外の利用・提供を行う場合があります
- ●自己の個人情報を開示請求ができます
  どなたでも，都が組織的に保有する文書や磁気テープ，磁気ディスク等に記載されているご自分の個人情報の開示を請求することができます。また，未成年者等の法定代理人は，本人に代わって請求ができます
- ●請求があった自己の個人情報については，開示することが原則ですが，次の情報に該当する場合は，例外として開示することができません
  ・法令で開示できない情報
  ・評価，判断等に関する情報
  ・捜査，取り締まり等に関する情報
  ・第三者の権利利益を侵害する情報
  ・国等との間における協議，協力により作成，取得した情報
  ・未成年者の法定代理人が請求した場合で，開示することが当該未成年者の利益に反する情報

2001年10月　東京都情報公開制度のパンフレットより抜粋

　保健師記録の開示の手続きで重要な観点は，プライバシーの保護と当事者の申請に基づいた手続きの保障，及び行政機関の組織決定と住民との信頼関係を構築するための情報提供という両面から考えることが重要です。つまり，こうした情報開示の基本的な考え方は，インフォームド・コンセントと公正で民主的な行政に資することであり，さらに行政機関の保健サービスが適切なものであることを証明することにもなるのです(表4)。

■個人情報保護制度

　個人情報とは，個人に関する情報で氏名や住所など，特定の個人がわかる情報のほか，情報を組み合わせることで個人が特定される情報も含むものをいいま

す[2]。

　情報処理技術の急速な進歩により，個人に関する情報が大量に収集，蓄積および利用されるようになってきています。個人情報保護制度は，個人情報の取り扱いに関して，個人の権利を保障し，個人の権利利益の侵害を未然に防止するための基準や手続きを定めているのです。自己の個人情報の開示(訂正)請求から開示(訂正)までの流れは，先に示した**図3**とほぼ同様な手続きです。

【引用・参考文献】
1) 社団法人日本看護協会：看護記録の開示に関するガイドライン, 2000.
2) 東京都発行, 東京都の情報公開制度と個人情報保護制度のパンフレット, 2001年10月.

展開編 2

記録の管理

保健師記録の作成，管理，廃棄に関する課題を整理しながら，総括的な記録管理システムについて考えてみます。

記録管理の実態から見えること

記録の管理に課題を感じているという声は，多く聞かれます。筆者は研修を実施する自治体の現状を把握するために，2002年に保健師記録の実態調査を実施しました(図1)。調査は，5か所の自治体で実施し，調査協力に同意した保健師301名より回答を得ました。回答した保健師の65％は，経験年数10年から20年のベテラン保健師で，職位をもっている保健師は38.0％，その内訳は主任・主査が34.0％，係長42.0％，課長16.0％でした。勤務先は保健所41.0％，市町村は51.0％という背景でした。

この調査結果をもとに，記録の作成，保管・管理，廃棄の順に，保健師記録の管理の課題を考えてみたいと思います。

図1　記録の作成

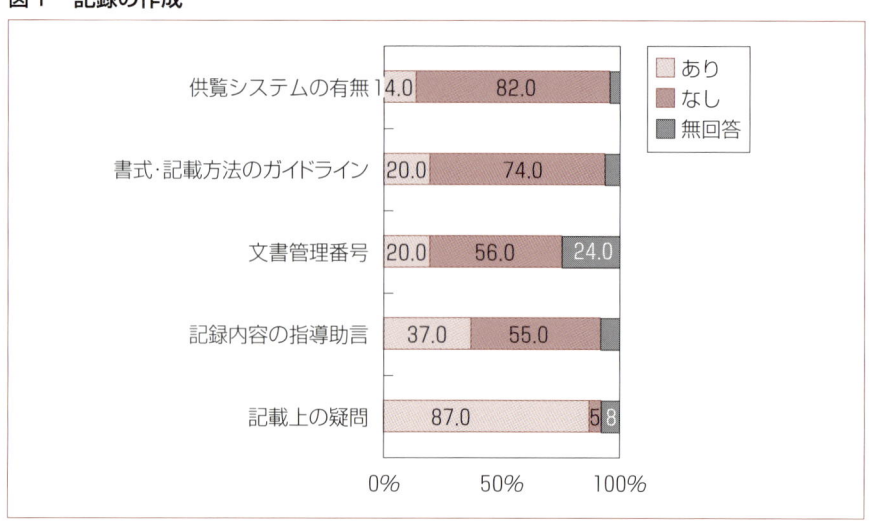

項目	あり	なし	無回答
供覧システムの有無	14.0	82.0	
書式・記載方法のガイドライン	20.0	74.0	
文書管理番号	20.0	56.0	24.0
記録内容の指導助言	37.0	55.0	
記載上の疑問	87.0	5	8

■記録の作成

　記録の作成については，記載要領がない(82.0％)，決まった記録様式がない(74.0％)，記録内容の指導・助言がある(37.0％)でした。記載上の疑問がある(87.0％)では，その内容は個人に任されていて，書き方が統一されていない，ケースの継続のとき，問題点や支援計画が不明瞭であるなどの記載が自由記述欄で多くみられました(図1)。このような状況を考えますと，記録の作成においては，保健師が行った支援の経過を2号用紙へどのような様式で書くか，何を記すかについての記載要領やガイドラインをもたない現状があります。また，記録に関する指導・助言は受けているものの，疑問の解決にはならず，結果的には，記載上の疑問があるが9割弱あり，記載上の助言・指導が不十分であることが考えられます。

　保健師記録に関する記載内容は，個人の自由裁量に委ねられており，疑問をもつ保健師が多く，記録作成の標準化を図るための方法がないということがわかります。

　このような原因の1つに，文書管理規定への位置づけがされていない現状があることも見逃せません。つまり，公文書である保健師記録を何の目的で書き，どのように利用(活用)していくのかの位置づけです。調査では，文書管理番号があるのは2割ですので，保健師記録の文書管理規定に明記されていないと考えられます。この文書管理規定に含まれることが，保管管理にも一定の規定ができることになると考えられます。

　本書では，【基本編2】で保健師記録のガイドラインと称してまとめていますが，保健師の記載する文書の位置づけが早急に必要と考えます。

■記録の管理・保管

　記録の管理については，供覧のシステムがある(66.0％)，指導助言がある(61.0％)，どこまで供覧しているかについては，課長(53.0％)，係長(13.0％)，どのように指導を受けているかについては，口頭で助言(51.0％)，記録にコメント記載(21.0％)，という実情でした。この結果から，供覧システムで上司から記載内容について，助言・指導を受けており，供覧システムは記録の査定として有効なシステムであることを示唆していると考えます。しかしながら，記録作成上で「記載上の疑問がある」と回答した保健師が9割近くいることから，保健師は記載内容の教育や指導が受けられても，供覧による助言・指導は十分機能しているとはいえない実態があると考えられます。

　システムとしての有効性は見えてはいるものの，その実情として，記録内容の指導・点検は，上司への供覧時にわずかにある程度のため，保健師記録は記録内容を供覧・点検・指導する一連のシステムが確立されていないことが，記録の質の確保を妨げていると考えられます。この現状では，記録をとおして保健師活動への理解を深めたり，供覧者と情報を共有することへのニーズが満たされていない，ともいえそうです。自由記述には活動のわからない上司に見せても，的確な

図2 記録の保管管理

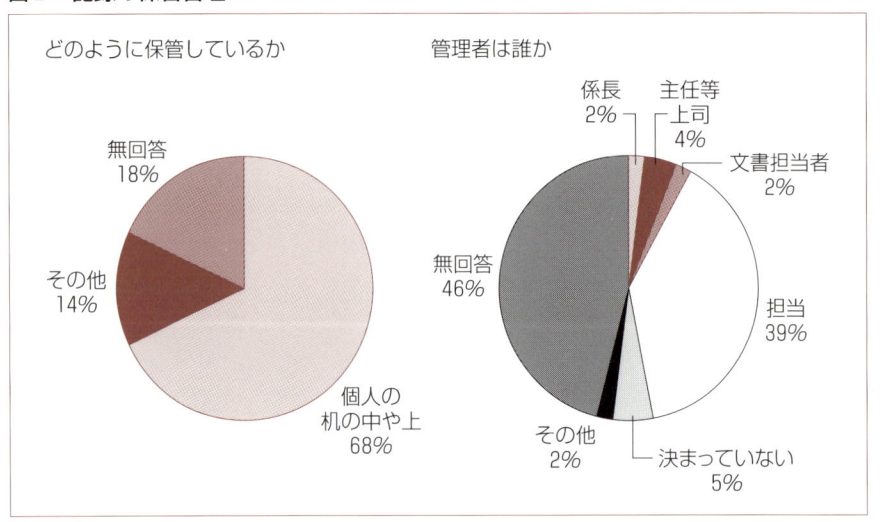

どのように保管しているか
- 無回答 18%
- その他 14%
- 個人の机の中や上 68%

管理者は誰か
- 係長 2%
- 主任等上司 4%
- 文書担当者 2%
- 担当 39%
- 決まっていない 5%
- その他 2%
- 無回答 46%

助言は期待できないなどの意見から，背景には供覧＝活動内容への助言，という暗黙の期待や，上司である事務職も業務の協働実践者だといった認識の低さがあるように感じられます。

また，供覧する上での課題として，他職種とどこまで何を供覧するかについては，現状では難しいという意見もあります。その理由としては，行政機関の職員として公文書や個人情報の扱い方に関する認識の甘さがあったり，守秘義務が守れないなど公務員としてのモラルに欠けている等の指摘がそれに当たります。今後，職員研修や資料の配布等の学習により，情報の取り扱いに関する認識を高める必要があります。

記録の保管については，調査の結果では，保管の責任者がいないあるいは無回答を含めると半数が明確でないことがわかりました。しかも，管理者が担当者と回答した39.0％は，個人管理であることを示しています。保管場所については個人の机中や上（68.0％）で，文書管理番号がある（20.0％）という結果もうなずけます（図2）。

この結果から，共有のプライバシーに配慮したキャビネットで記録を保管している自治体はまだ少なく，保健師自身も管理上の問題に気づいているものの，有効な対策がとれていないのが現状のようです。以上のことから，保管上の問題は，記録管理の特定の責任者がいないこと，キャビネットのセキュリティの不備，保管場所の不徹底，文書管理番号がないこと等が管理システムの課題と考えられます。

■記録の廃棄

記録の保管期間は5年から10年（44.0％）と回答した割合が高く，期間は明確に決まっていないのが実際のようです。廃棄方法は焼却（52.0％），粉砕（22.0％）で，廃棄方法はほぼ決まっていることがわかりました。このような結果から保健師記

表1　記録の保管／管理・廃棄について

	医療機関	訪問看護ステーション	行政機関
記録の保存年限	療養給付に関する帳簿等：完結の日から3年 診療録：5年	すべての記録は2年間保存する 各ステーションの方針に基づき保管期間を定める	各自治体の文書規定に基づく 5年
文書管理者	診療情報管理士（MRL）	ステーション管理者	所属長 自治体長

録は，管理方法や年限は職場によりさまざまとなっており，通常は5年間保存して焼却処分としている場合が多いようですが，あらためて文書規定に記録の役割を明記し，保存年限や管理方法，管理責任者などを職場ごとに定める必要があるといえそうです。

　文書保存年限については，記録の種類や領域によってさまざまです。たとえば高齢者や難病の記録は，本人の死亡をめやすに廃棄の時期を決定している自治体が多いようです。また，母子保健に関する記録は，5年保存が多く児童福祉法の児童の定義（18歳未満）や就学をめやすに決定している自治体もみられます。

　これらから，情報公開法にもあるように文書を扱っている担当者が，自治体の状況に照らして保存年限の基準を作成することが必要のようです。

記録のシステムづくりの課題とガイドライン

　保健師記録の文書管理は，各自治体ごとに位置づけがさまざまなようです。公文書としての位置づけが，文書管理の条文に明文化されているのか，内容（保存対象文書名・文書保存期限・保存方法・廃棄方法・管理責任者など）はどうなのか，といった疑問が出されています。今後，こうした課題にも目を向けていく必要があります。

　文書管理は，各自治体での組織編成や考え方，財源などにも左右されるようです。悲しいかな保健師の知らないところで意思決定され，進んでいるということです。しかし，第一線で記録を使い記載する職員であり，組織の一員としてあきらめずに意見を述べ，行政サービス事業評価と保健師の成果評価に活用できる，使いやすい文書管理システムを創り出すよう働きかけることが必要だと思います。

　看護記録の開示に関する3つのガイドラインは，病院，訪問看護，東京都保健師の領域別に作成されたもので，一定の基準を示したところに意義があります。文書管理について，この3つのガイドラインのなかから抜粋した表1をみると，それぞれの考えで指針を示していることがわかります。この基準を運用しながら，それぞれの現場で事情を鑑みながら，現場での基準作りが必要であると思います。

　保健師の相談記録は，専門職としての成果評価のための資料として価値あるも

のです。本書では，保健師記録を専門的な支援の経過記録として位置づけ活用法を考えてきましたが，情報公開の対象である公文書となれば，住民への説明責任を問われる文書という性格もあわせもつことになります。今後は，保健師活動の共有化と記録の質向上をめざした供覧システム，Plan/Do/See のコンセプトに基づいた記録の質管理を情報公開と重ねあわせ，活動評価の面でも質の高い記録のシステムをつくることが重要な課題といえます。

【引用・参考文献】
1) 社団法人日本看護協会：看護記録の開示に関するガイドライン，2000. 5
2) 社団法人日本訪問看護振興財団：訪問看護情報提供に関するガイドライン，2001. 7
3) 東京都：都保健所における保健婦・士の相談記録に関するマニュアル，2001. 9

展開編 3
行政評価に日々の実践記録を役立てるために

　2002年の第61回日本公衆衛生学会では,「こう書けばわかる保健師記録」という自由集会を企画しました。自由集会の参加者は,難病の記録で悩んでいる,記録に割く時間がないなどの悩みや,書く力を高めたいといった期待をもち全国から集まってくれました。

　この自由集会のなかでは,記録を積極的に活用して保健師活動の周知理解への取り組みなども紹介されました。たとえば,以下のようなものです。

　「虐待の記録は,社会的な問題になる前に保健師の支援内容を周知しておきたいと,町長まで供覧して情報を共有化している。以前は,一巡して記録が返ってくるまで1か月近くかかっていたが,現在は記録の重要性が理解され1日で戻ってくる。」

　保健師記録をツールにして,町長にも現場の状況をリアルタイムに伝えているのです。"私を守ってくれるのも記録,町を守るのも記録"を合い言葉にしているとのことでした。

　また,情報開示の一例として「他の人に比べ自分は支援してもらっていないのではないかという不公平感,不信感をもっていた障害児の親から,『保健師は親のニーズに対して,どのような根拠で支援をしているのか記録を見せてほしい』と迫られ,上司と相談してその場で見せたところ,保健師の支援が理解され,親の"してもらって当然"といった態度が変化し,相互に協力できるようになってきている。」という報告もありました。

　これは情報開示の一事例ですが,住民と共有化できる記録のあり方を模索している姿がみえます。また,「小さな自治体なので臨機応変に情報開示をしようと,"事務職の上司と保健師がともに判断"して開示している」という例もあるように,できるだけ開示手続きを簡略化して,住民に保健師の支援の根拠を記録で示すということも行政の説明責任を果たす1つの方法であると考えられます。

　自由集会の議論のなかでは,今後の課題も明らかになってきました。保健師記録が公文書としてしっかり位置づけられるためには,行政の文書規定への明記が必要であり,保存年限の弾力的運用とあわせて各自治体で確認していく必要があるのではないか,との問題提起もされました。これは記録の管理上の問題を指摘しています。また,保健師のなかでも記録に対する理解はさまざまであり,保健

師全体で共有化できる保健師記録の定義を行う必要があるという指摘もありました。

このように，自由集会では活発な意見交換のなかで，あらためて，保健師記録とは何かという命題に突き当たりました。と同時に，保健師活動の言語化・明確化や情報の共有は，現場での記録のシステムづくりと記録のスキルを発展させる土台となることが，さらにはっきりしてきました。

ここでは，日頃の保健師活動の実績を示す記録の1つである日報・月報・年報を振り返りながら，記録における保健師活動の行政評価の意味と活用について考えてみたいと思います。これはまさに，住民に保健師の支援の根拠を記録で示すことに他ならず，行政機関のなかで保健師の活動実績を示す有効な方法を探ることでもあると思うのです。

求められている保健師の活動評価

保健師活動の活動評価が必要になってきた背景を，整理してみると4点あります。

1つは地方分権の流れです。1998年に，明治以来の行政システムを大きく転換する地方分権推進計画が閣議決定され[1]，地域住民の判断や考え方を大切にし，地域に合ったまちづくり，暮らしづくりをめざす行政運営が求められるようになりました。この地方分権の推進には①自分たちの地域にあった政策形成や②政策形成ができる人材育成，そして，③それらの前提となる政策・施策・事務事業の政策(行政)評価が必要となります。

このような地方分権の流れを受けて，2つ目には顧客志向を重視して住民のさまざまなニーズに対応した保健福祉計画やそれらを推進するシステムをつくり出すことが要請されています。3つ目には行政の住民に対する説明責任(アカウンタビリティ)が問われるようになり，住民の理解と納得を得る必要が増してきています。

4つ目にその事業運営が効率的，効果的に運営されることが求められています。それゆえ，行政機関で働く保健師にも，こうした事業運営と活動評価が求められているのです。

このような社会の変化を背景として，全国各地で行政評価システムを構築する取り組みが行われています。静岡県，三重県などが行政評価の先進地といわれていますが，2001年から東京都でも東京都行政評価規則に基づいた行政評価制度がスタートしています。これは，都政の「政策立案(Plan)—事業執行(Do)—検証・評価(Check)—見直し(Action)」のサイクル(PDCAサイクル，図1)を再構築し，成果重視の都政への転換，施策・事業の不断の見直しに資することを目的につくられました。そして，評価結果を都民に公表することによって，都の施策や事務事業に対する都民の関心を高め，行政内部での効率的な仕事の進め方へも影響を与えようとしています[3]。

そもそも，評価はなぜするものなのでしょうか？ 評価という言葉にあら捜しの

図1　PDCAサイクル

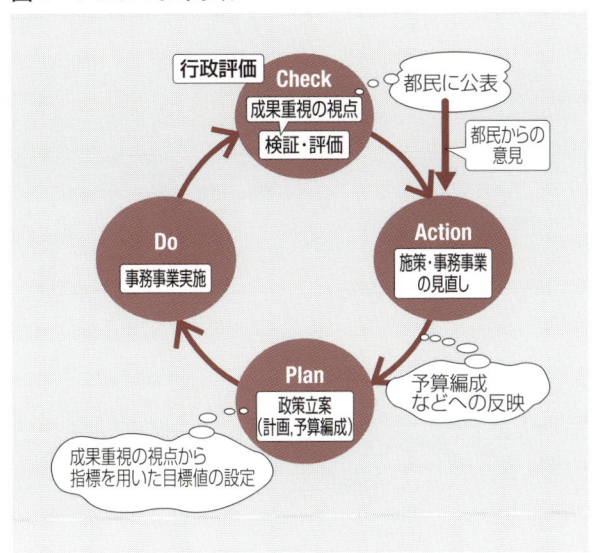

東京都：平成13年度行政評価結果，2001より著者改変

ような響きを感じ，拒否反応を起こす人もいるでしょう。しかし，東京都が成果重視の都政への転換といっているように，行政評価はどの程度住民の生活改善に活かすことができたのかと成果を示すことがポイントであり，決して個人や特定の職種を査定するものではありません。そして何よりも重要なのは，何を目標にするのか，何のために評価するのかということなのです。

上山[4]は行政評価の目的として，以下の7点をあげています。

- 何がなされたかを明らかにする
- 公共サービスの誤りを見つけ出す
- うまくいっていることを認識する
- 組織として学習および改善努力ができるようにする
- 現場の努力に対して経済的な支援体制を促す
- 歳出に対するアカウンタビリティを改善する
- 市民とのコミュニケーションを改善する

以上のことから，行政の施策や事業がうまくいっていることを示すこと，しかもそれを組織で認識することが，評価を行ううえでとても重要であることがわかると思います。だからこそ，組織としての目標を定め，組織として努力することが重要なのです。

保健師の活動実績を記録で示す

日報・月報・年報は，行政で働く保健師の業務実績として長年活用されています。その目的は保健師業務実績を把握し，保健師の活動を推進するための資料と

図2　評価の対象と責任レベル

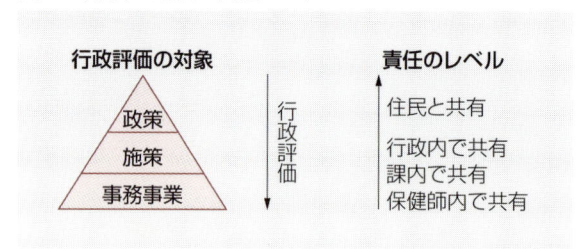

行政評価の対象	責任のレベル
政策	住民と共有
施策	行政内で共有／課内で共有
事務事業	保健師内で共有

文献2）を著者改変

する[5]とされ，個別援助活動，地区組織活動，保健師活動(業務内容調査)を記録しています。この記録は，自治体ごとに発行している事業概要や，保健師活動の量的な評価(家庭訪問，健診活動，健康教育や事務などの業務バランス)に活用されてきました。いわば，保健師の活動内容と個別支援対象者の量的な活動評価に関する記録物といえます。

ところが，1996年に，厚生省保健指導室は全国婦長会と協議し，保健師の人員要求に使えないとの理由で年報制度を廃止しました。確かに90年代頃までは，老人保健法や公害被害補償法など新規事業が立ち上がるごとに増員が可能でした。しかし，84年に職員設置補助金が交付金化されたのに続き，87年に事務職が，90年には医師・歯科医師が，93年には保健師などの職員設置が一般財源化されてきました[6]。そのため現在では，各自治体が保健師の活動を評価し，保健師の専門性を明らかに示さなければ，増員が難しい状況になっているのです。

地方分権が進むなか，各自治体の独自の考えで予算を分配する領域が拡大しています。ちなみに介護保険制度や介護予防など老人保健法に関する対応は市町村の独自性が強調されるようになっています。このような地域独自のやり方でという方針は，自治体間の格差を生みます。そして，財政は厳しい状況ですから，部門ごとの事業成績を出し，必要な事業は何か，必要な人員はどこに何人か，という部門ごとの効率性を示すことが求められるようになったのです。

つまり，年報が増員の参考資料に活用できないと判断されたということは，「評価」の視点で保健師の活動実績を問い直す必要が出てきたともいえます。さらに，そのような評価を行う必要性から地域独自の目標値の設定や成果重視の評価が重要視されてきているのです。

■保健師活動を評価する2つの視点

このような行政評価は自治体組織全体で取り組むものなので，みなさんが現場で感じている自分たちの活動を評価しなくてはという気持ちとは，少しズレたものかもしれません。日報・月報も行政評価のために記録しているわけではないしと思う読者もいることでしょう。では，保健師活動の実績を記録している日報・月報は，何が評価に活用できて，何が使えないのでしょうか。

それを考える際のポイントは，何のために，何を，どのように評価するのかということです。保健師活動の活動評価は，行政単位での評価と保健師の専門職と

しての評価の2つの側面から考えることが必要です。

　1つ目の視点として，行政単位の評価をみてみます。この場合，行政活動の評価対象を政策，施策，事業の3層構造としてとらえ行います(図2)[7]。図2は，地方自治体を単位として評価対象とその責任レベルを表したものです。この場合の政策は，行政の大局的な目的や方向性を示すものであり，施策は政策を実現するための具体的な手段であり，それは複数の事業から構成されています[2]。政策は，首長が公約で述べているような「生き生きとした町づくり」や「高齢者福祉を充実させる」などのようなスローガンで，住民との共有が重要です。また，施策および事務事業は具体的な手段なので行政内部での共有が必要になってきます。さらに，行政評価は予算などサービスを生み出すために投入した量と行政が提供したサービスの量を示し，サービスによって変化した度合いを評価する，というプロセスをたどります。すると，日報・月報は，日・月単位の保健師活動のインプットもしくはアウトプットを示すものの1つとして，行政評価に活用できるデータだということができます。

　次に2つ目の視点として，保健師の専門職としての評価をみてみます。保健師は専門技術として，地域の課題を対象とする評価(地域診断)と保健師が提供した専門技術の効果評価を行っています。地域単位の評価と照らし合わせて考えると，地域診断は政策評価に対応していることがわかります。そして，専門技術の効果評価は，アウトカム評価だと考えることができます。

　実は，アウトカムを数値で明快に示すことは簡単ではありません。地域の健康づくりを最終目的とする事業成果を評価する指標は，開発が難しいからです。それは地域の変化をキャッチするだけでなく，それが他の要因ではなく実施した事業の成果であることを示さねばならないからです。ただし，保健師が最終的に何をめざしてその活動を生み出し，その活動は何をどこまで達成することを狙っているのかを明らかにすることで全体像が見えてきます。自分が行っている保健事業の評価をするには活動を戦略的に行うことが大切です。短・中・長期的な目標を明確にすることで，評価が可能となるのです。

　では，日報・月報のデータに，どのようなデータが加われば評価が可能になるのでしょうか。成果とは活動実績や健康指標による測定のみではなく，活動の質的な成果を示す必要もあります。すなわち成果とはサービスの実施において変化した住民の健康状態であるため，住民のQOLの視点から指標をつくりだす必要があります。今後，保健師活動の成果を示す質的な指標を開発していく努力が必要だといえそうです。住民のそばにいる保健師だからこそ示し得る指標もあるかもしれません。

　首長が住民に公約した政策は住民と共有され，施策は行政内で共有され，事務事業は課内と保健師内で共有されている必要があります。もちろん，施策も事務事業も住民と共有されていなければなりませんが，ここでいう共有とは責任レベル(責任をもたねばならない主体)を意味しています。このように保健師活動を評価するにあたっては，行政組織のなかで担っている役割を明確にしたうえで，地域単位の評価に参加するとともに，誰に見せるか(誰と評価を共有するか)を意識

した専門職としての評価を実施することが戦略的にも重要となるのです。

以上のことから，専門職としての評価，アウトカムを示す活動の質的な効果評価が現在とくに大切になっています。そのためには，日頃の活動を質的に記述している保健師記録は，活動の評価を示す最大の蓄積データであり，記録を見直すこと，見直せる記録をもっておくことが欠かせません。

【引用・参考文献】
1) 辻山幸宣：地方分権の基盤と課題．公衆衛生，**62**(9)：616-619, 1998.
2) 島田春雄：行政評価．東洋経済新報社, 1999.
3) 東京都：平成13年度行政評価結果．2001.
4) 上山信一(監)：行政評価の世界標準モデル．東京法令出版, 2001.
5) 東京都衛生局総務部地域保健課：保健婦・保健士業務年報作成要領(平成12年3月改正)．2000.
6) 赤穂保：公衆衛生活動と地方分権．公衆衛生，**62**(9)：625-633, 1998.
7) 大賀英史：「行政評価」を理解するためのキーワード．保健婦雑誌，**58**(6)：486-491, 2002.

展開編 4

記録の改善へのステップ

保健師活動の実践を明示する必要性

　　　　　現在の保健活動にふさわしい記録とはどのようなものでしょうか。【基本編2】(p.21)で保健師記録の記載内容を示しました。

　これらの基盤となる考え方は，活動の実践を保健師の思考過程にそって明示することです。保健師活動は広く深く拡大しつつあり，個と集団の間を常に行き来しながら，予防，健康づくり，療養者の支援，環境整備まで，1つひとつ問題を解決していかなければなりません。それには，プロセスと成果をどのように示すかがまず問われるのではないでしょうか。しかも効率よく効果的に！ です。

　しかし，保健師がかかわることで何がどのように変化したのかを示すことは，簡単ではありません。量的な成果については，これまでも行政機関の記録として事業実績で示すことがなされてきましたが，これを意味ある数字にしていかねばなりません。その1つの方法には，疫学的な指標やリスクファクター改善の指標を明確に規定する作業が必要になるでしょう。さらにもう1つの方法は，目に見えない，指標となっていない，質的な成果をいかに表現するかです。

　たとえば，対象者の日常生活動作自立度は変わらないが，表情が明るくなり会話ができるようになったといった改善点を保健師が把握したとき，それをどのように表現し，評価するかということです。それにはプロセスの表現が必要になってきます。

　そこで重要となってくるのが，保健師が日常的に記録する経過記録であり，活動の中心的な訪問相談記録です。その人，そのグループ，その地域が変化するプロセスをみるためには，日々の記録が必要となります。そして，その変化に保健師の意図や判断がどのように影響を与えているのかを示すものは，保健師記録が唯一の材料なのです。

　他職種に保健師の役割や専門性を示すためにも，いま21世紀の保健師記録を考えることが，必要なのではないでしょうか。

展開編 4　記録の改善へのステップ

保健師の判断や支援行為を示す共通言語をもつことが課題

　保健師は専門職でありながら，意外にも共通言語が非常に少ないという課題が，記録に取り組むなかでみえてきました。保健師記録とは，どの範囲の書類まで含めるかが共通認識となっていないことは象徴的です。

■保健師活動を伝える

　共通言語をもちにくいのは，保健師の活動が対象や地域ごとに多様で個別性が尊重されるため，一定の標準化した方法がないことにも関係しています。しかし，チームや組織での活動が増え，とくに福祉との組織的統合が始まっているなかで，それぞれの立場で何をしているか，何をしたかを説明する必要性は高まっています。つまり，保健師は多種多様なことをしているでは済まされない時代になり，まず保健師同士で保健師がしていることを示す共通言語が必要になってきているのです。

　保健師がしていることといっても，さまざまなレベルが考えられます。保健師の支援行為である Do を示すことが大切なのか，それとも Do については共通言語があり，Plan/Do/See の一連のプロセスに行為を落とし込む点に共通認識が必要なのか，まだ今後の課題として考えねばならないことが少なくないように思います。

　今後，組織の記録へと再編成され，多くの職種が同じ個人記録・事業運営記録に記載することも考えられます。すると，保健師だけの記録は必要がなくなり，保健師記録という定義もいらなくなるかもしれません。しかし，そうなるとかえって，活動を示す共通言語の必要性は高まります。記録を共有する多様な人々に，保健師がしたことを伝えなければならないからです。

■活動の質の標準化

　保健師が社会的な責任を担うためには，保健師ごとに活動内容の質がバラバラであっては問題です。とはいえ，個人の力量に差はあるでしょうし，方法の相違もあるものです。そこで必要となるのが，保健師活動がめざしているもの，保健師の判断を一定の幅で標準化し，言語化することです。それが個々の力量の差，方法の差を前提としながら，サービスの質を保証するということなのだと思います。

　近い将来，情報管理システムとして，保健サービスの記録が保健師記録も含めて OA 化されるでしょう。その情報を有効活用するには，保健師活動の活動成果を示す共通言語が，指標として組み込まれる必要があるのではないでしょうか。つまり，住民の身近にある保健師に，住民はどのようなサービスを求めているのか，サービスをどう受け取っているのか，サービスによってどのように生活が拡大し，生活の質が向上したかを示すことが期待されるのではないか，ということです。

保健サービスの効果指標についてはまだ多くの議論が残されていますが，罹患率，サービス利用率などの数量的な指標に，このようなサービス利用に関する質的な指標を加えることが，事業を評価するうえで重要です。つまり，保健師活動の効果の言語化は，保健師だけの目標ではなく，自治体としての担当部署としての目標でもあるといえます。保健師の共通言語は，同時に組織としての共通言語をつくり出していくはずです。まだ遠い道かもしれませんが，それをめざして記録を見つめ直していくことが必要なのではないでしょうか。

記録は保健師の判断を根拠づける

■観察したこととは

　保健師が現場で観察したことは貴重なデータです。保健師が記録に記す客観的事実は，何が起こっているのか，支援が必要な問題は何かを見きわめる根拠となるものです。

■判断とは

　共通言語として示すべき判断とは，どのようなものでしょうか？
　これまで本書のなかで取り上げてきたことを振り返ると，保健師が書き残す判断は，以下の3つの要素から成っていると考えられます。

- 状況から考えられる，その人の生活状況での問題の記述
- 支援・指導・助言の必要性を念頭に置いた保健師がとらえる問題構造の記述
- 支援の緊急度，優先度，支援の時期やサポート体制整備の必要性，今後の計画の記述

　これらの記述を，保健師が事実として否定もしくは肯定の解釈をするのが判断です。判断とは，何らかの状態や事柄（概念）についての結論を根拠づける事実の肯定か否定の解釈であるからです。
　【実践編4】で取り上げた虐待ケースへの家庭訪問の記録では，保健師のアセスメントについて，主に4つのテーマについて記載しています。母親の養育態度，母親の生活状況，児の発育，養育支援者としての妹の情報の4点です。
　これらのテーマは，いくつかの判断によって結論づけられています。母親の養育態度は，児に対して無視やたたく行動がみられるなどの事実から児へのかかわり方はイライラした様子がみられ，時間的ゆとりもないと判断しています。また母親の生活状況は，母親の話や部屋の散乱状態から，不規則な生活や食生活の貧困さがみられ，かなりのストレス下にあると判断しています。つまり，母親の訴えや観察した情報から生活は荒れている，疲れている，経済的に困窮していると

判断し、母親は心身ともに休息が必要である、生活支援が必要であるという結論を導き出しているのです。

さらに、養育態度と生活状況とを結びつけ、児の保育園通園を安全の確保と考え、母親にとっては休息の時間と判断し、保育園通園は継続するという結論を出しています。加えて、児の言葉や情緒発達の遅れから支援計画の必要性を示唆しています。

このように保健師は、一定の事実を集めそれを根拠として自分の判断を示す必要があるのだと思います。

■保健師の判断を示す意義

母子保健に限らずほかにも保健師の判断を下す重要な場面があります。たとえば、精神障害者の緊急性の判断、難病患者の緊急度・重症度の判断、よろず相談への介入の判断などです。

これらの判断は、その人が望む生活の実現をめざすために、行政機関の医療職としてのケアマネジメントの役割が期待されているものです。保健医療福祉の統合された組織に所属しつつ、住民の身近にあって住民が語る言葉を受け取り、その文脈で相手を理解する職種としての意義がそこにあります。

このような保健師の観察と判断によって、誰もがうなずける事実を確実に集め、問題状況を記述し、文字によって状況を再現し、組織で確認し合う根拠を組み立てることが、保健師記録の課題だと思います。そして、生活上の問題の分析を示し、どのようなサービス支援をいつ、誰が、どのように提供すればよいのかを決定していくことが、保健師のもつ専門性なのではないでしょうか。

図1　PACDサイクル

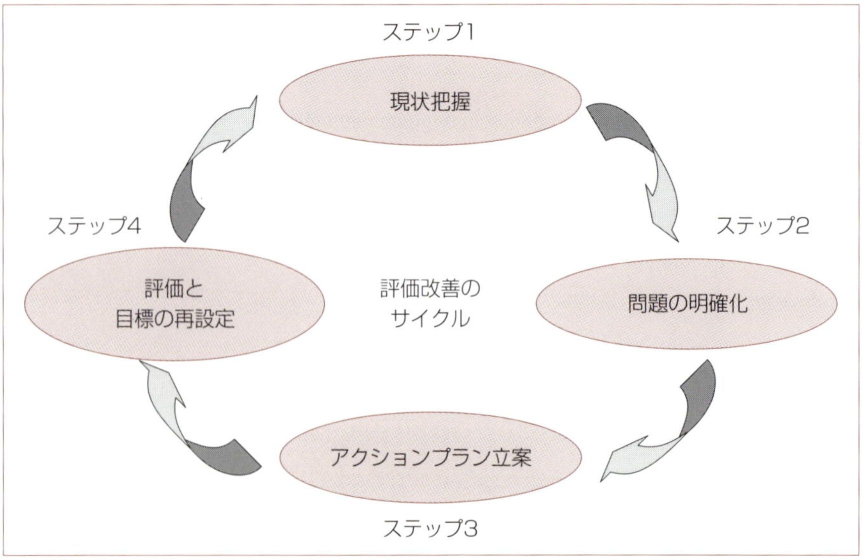

ステップ1　現状把握
ステップ2　問題の明確化
ステップ3　アクションプラン立案
ステップ4　評価と目標の再設定

評価改善のサイクル

PACDサイクルを活用して，組織で記録改善に取り組もう

記録の改善には，PACDサイクル(図1)として，4つのステップで紹介していきます。このステップは業務の質改善や行政評価についても活用されたモデルで，問題解決の方法に基づいています。評価・改善のステップは，図1に示しましたように，4つのステップです。順に説明していきましょう。

ステップ1　現状把握

- ■現状分析：記録で問題と感じていることは何か
- ■情報収集：記録の種類をあげてみる

　事実の集積　　どんな記録が業務とリンクしているのか
　　　　　　　　記録の種類を目的別に整理するなど

- ■既存資料の収集と分析：これまでどのように記録していたか
- ■知識の整理：記録に関する文献収集
- ■問題の整理分析

　　組織的課題か？
　　事業運営の問題か？
　　サービスシステム上の問題か？
　　個人の知識・技術などの
　　実践能力向上か？

(1) ステップ1　現状把握

このステップでは，現状を分析します。今，何が起こっているのかがメインテーマです。このはじめのステップが最も大切なことです。実際このことが不十分であるために，問題が明確にならないのです。

まず，はじめに，あなたの職場で使っている記録の種類をあげて見ましょう。記録様式の分類をしてみてください。どのように分類するかはいろいろ考えられます。基礎編の保健師記録の分類を参照して見てもいいでしょう。例として，対象別や記録の構成要素で分類するのもいいでしょう。次に，その記録を，いつ，どんなときに使っているか，誰が何のために作成するものなのか目的別に整理してみましょう。あるいは，業務の流れに沿って整理してみましょう。記録は道具として「情報を伝達すること」に大きな意義があります。

つまり，どのような内容(情報)が何のために書かれているのかを整理することから始まります。また他の自治体の参考例も役立ちます。文献や活用事例を集めノウハウを学びましょう。本書の記載例もその1つです。

あなたの職場ではあなたが書いた記録はどのように活用されているのでしょうか？書いた内容は有効に活用されていますか？そんなことを考えながら，記録の活用が現状ではどうなっているのかを整理してみましょう。

ステップ2　問題の明確化

- 収集した知識，事実から記録の目的を確認する
- 生じている問題の優先度を決定する
- 実現性
- 効率性
- 効果
- 解決しやすく最大の効果

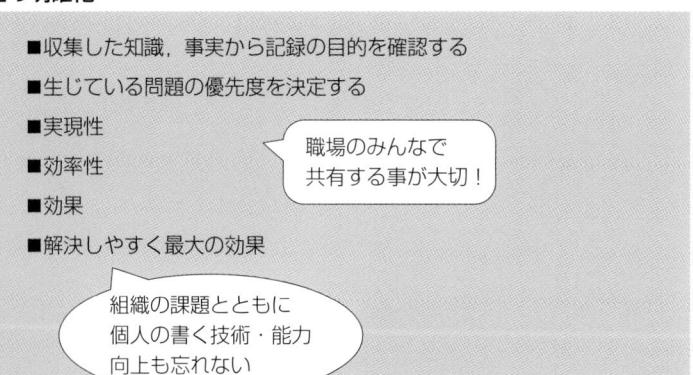

（職場のみんなで共有する事が大切！）

（組織の課題とともに個人の書く技術・能力向上も忘れない）

（2）ステップ2　問題の明確化

あなたの職場で使われている記録について，調べたことからわかったことを整理してみると，どうしてこんなに記録の種類があるのだろうと気がつくと思います。全く機能していない記録や重複した内容があったりすることがわかると思います。そこで，業務上，記録の優先度を決定する必要があります。もっとも必要な記録はどの記録でしょうか。どの部分を改善すれば，効果的に記録が使えるのでしょうか？　そんなことを話し合ってみるといいでしょう。そして改善する場合，目的を明確にして改善の実現性，効率性，効果，解決しやすく最大の効果のためには，何を解決すればよいのかを検討します。

こうした過程を踏むことで，記録に関する問題の明確化と何を改善するべきかが職場で共有されることになるのです。ここで重要なことは，組織として記録のシステムを考えることです。そして全体的なねらいが決まった後で，記録自体の質についても考えるとよいでしょう。個人的な書く技術や能力の向上も必要でしょう。どう書けばよいのかについても書く内容や書き方について一定のルール作りも話し合ってみてください。

ステップ3　アクションプランの立案

- **目標の設定**
  - 測定可能な目標の言語化と評価指標の数量化
- いつまでに（長期的・短期的目標設定）
- 何を
- どれくらい
- 誰が
- どのようになれば
- **評価方法の決定**
- いつ，何で測定し，評価するか

（3）ステップ3　アクションプラン立案

　ここでは，ステップ2で明確になった改善点の目的を達成するための目標の設定をする段階です。その目標ができるだけ具体的に，いつまでに，何を，どのようにする，誰が，何を分担するなど，基本的な行動計画を立てる部分です。

　この目標が具体的であれば，いつまでに実現するか，どのように新しい計画を立てる予定かなど，決まっているとやる気が出てきます。その場合，短期的に実現するものと長期的な計画で目標を見据えるとよいでしょう。職場の仲間で，共有する測定可能な目標の言語化と評価指標の数量化をしていく努力をするとよいと思います。

ステップ4　評価から新たな目標の設定

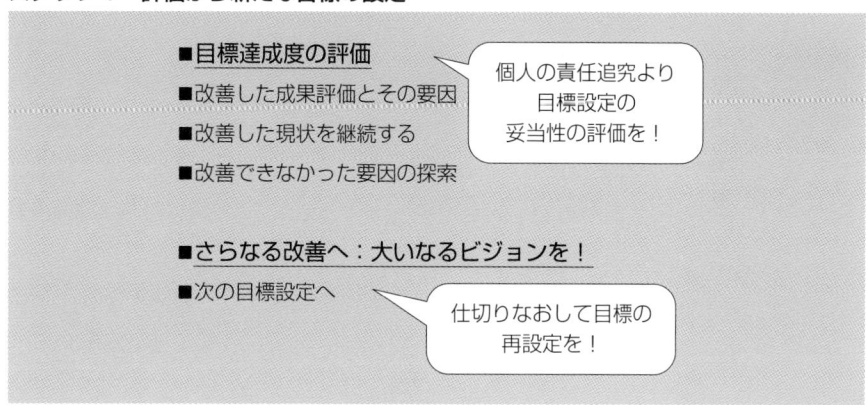

- ■**目標達成度の評価**
  - ■改善した成果評価とその要因
  - ■改善した現状を継続する
  - ■改善できなかった要因の探索

- ■**さらなる改善へ：大いなるビジョンを！**
  - ■次の目標設定へ

（個人の責任追究より目標設定の妥当性の評価を！）

（仕切りなおして目標の再設定を！）

（4）ステップ4　評価から新たな目標の設定

　改善のステップの最終段階です。目標達成度の評価をします。しかし大切なのは，実現できた要因や個人個人の努力を認め合うことです。そして，今後に継続してできるような具体案を出していくとよいでしょう。組織のなかで協働して取り組む業務改善です。今後も改善したことを維持できるように，皆で共有しましょう。こうした取り組みによって，仲間意識も高まることでしょう。

　また，反対に改善目標に達しなかった，もしくは，できなかったのはどうしてかについて考えましょう。しかし，個人的な理由やいいわけに始終しないように気をつけましょう。反省ばかりでは会議は発展しません。いろいろ事情はありますが，その人が悪いのではなく，①目標設定の仕方は適切だったか，②目標は高すぎなかったか，③取り組みの方法は適切だったか，④分担した内容は理解し合えていたか，⑤互いの支援はできたかなど，取り組みに関する困難な点を整理し，活用できる資源や取り組みへの環境設定などについて，改善するような具体案を出すといいでしょう。

　そして新たなる目標や改善策を再設定すればよいのです。つまり仕切り直しで，再出発をすればよいのです。今度は同じ失敗をしないように失敗から学ぶ対策を立ててみましょう。

展開編 4 記録の改善へのステップ

■保健師記録を現場で共有しよう

　住民がサービスを選択し，保健行動をとるにあたって十分な情報を提供することは，保健サービスを提供する者の責任です。と同時に，保健師にできることを明確に説明することが必要です。それは，支援行為を言語化し，その言葉の意味を保健師自身と保健医療福祉チームのメンバーが共有することから始まります。

　大切なことは，①保健師みんなで話し合う，②自分の記録を読み返す，③他者（他職種も含む）に自分の記録を読んでもらう，④自分の実践活動を見つめ直す，⑤めざす方向をはっきりさせることであると思います。どれも，当たり前のことですが，これが保健師記録の質を保証していく，最善で最短な道なのではないかと思います。

記録改善の実践例

　『保健婦雑誌』の連載を通して，記録に関するさまざまな要望や相談，研修会の依頼が研究会に寄せられていました。私たちはできうる限り要望に応えながら，全国の保健師記録改善のお手伝いをしてきました。こうした状況のなかで，私たち研究会が知りえた保健師記録の改善への取り組みは，都道府県レベルの取り組みだけでなく，自主サークルが生まれるなどボトムアップの活動にまで拡がってきています。表1に示した例はほんの一部分ですが，記録改善の取り組みはまだ始まったばかりです。その意味では改善の取り組みにもさまざまな形があり，改善に取り組んでいる機関や保健師の職位，人数あるいは立場がさまざまであることがその特徴の1つと考えます。まさに試行錯誤で始まっている現状といえます。

　そのなかで共通していることは，以前から記録に関しては悩んでおり改善の機会をいつにするべきか考えあぐねていた，あるいは改善の必要性は痛感しつつも，具体的な改善方法がわからない，といった改善のタイミングを計っているような状況をかかえていました。それはまた保健師活動への振り返りでもありました。具体的な記載内容についての疑問や書き方の技術を知りたい，保健師活動の何を記録に残すべきか，活動を評価されるように書きたい，保健師に合う記録様式は何だろうというように，よい記録への関心は，保健師とは何かという保健師活動に対する本質的な問でもあります。

　このような活動の振り返りは，業務への見直しや模索でもあり，今まで，これほどまで強く保健師たちを動かしてこなかったことです。しかも，トップダウンではなく，自らが記録を通して変化を起こしているのです。確かなことは，これまで記録改善に取り組んだ保健師たちは，その職場ごとにさまざまな実感を手に入れています。それはとりもなおさず保健師という仕事への確認であり，自分たちの活動指針を仲間で合意するという尊いものです。こうした取り組みは，社会の動きに反応した動きとして，職場で新たな波を作っているのです。その波はまた多職種へと波及し，それがまた保健師活動へと呼応し連鎖を生んでいるように

表1　保健師記録の改善実践例

実施主体 開始時期	きっかけ 動機	主催者／頻度	改善内容	成果
A市自主サークル 2003.7	コンパクトに記録が書けない悩みをもつ	若い保健師の仲間 毎月1回 学習会を開催	講師を迎えての研修会後，固定メンバー7人が定期的に集まり勉強会を開催。サークルとして，市全体の保健師へ向けた具体的な記録の改善に関する提案はできていない	①「個人の意識は高まり，スキルは確実にアップしている。記録を書くことが俄然楽しくなった」とメンバーは述べている ②サークルの活動が認められ，学習会の予算がついた
B区 同じ部署の保健師 1999.9	介護保険の業務改善	担当保健師3人 1回／2w／3か月	介護予防アセスメントツール	他職種からも「わかりやすい」と評価された
C区 同職場の保健師で委員会 2000.10	他機関からの情報の開示請求	各職場から選出された保健師5人 1回／1M／1年	情報開示請求事例をもとに，母子に関する記録の改善と，サマリー用紙で支援経過をまとめる必要があると感じた	新しい記録様式として，サマリー記録を作成した
D県 保健所 2002.12	長くなりがちな難病の記録の書き方に悩み	保健所管内の保健師 1回／1M／6か月間	問題志向型のPOSシステムでの記録様式で記していたが，自分が納得できる記録が書けなかった。特に，経過記録の中でアセスメントした内容を整理しきれない問題を感じていた。そのため，職場の仲間3人で勉強会をもち，その後保健所管内の8市町村で研修会をもった	①保健所管内の市町村で，保健師記録を公文書として位置づけたいと検討中 ②記録の供覧も小規模自治体では，個人の情報管理が困難な職場環境にあり，職員の意識高揚が大切だと感じ始めている
E県 2002.4	●市町村間で個人記録の保管・管理に関する考え方の相違が大きい ●母子保健カード等の市町村間での情報交換に関する問題	県内の全保健師 年1回2年継続	①県レベルで保健師記録に関する情報開示の実態とその対応についての意識調査を実施 ②供覧システムの実態や記録管理方法，現場での記録に関する指導助言の有無と内容などの調査結果をもとに，記録のガイドライン策定委員会を立ち上げた。さらに，2日間のワークショップ形式で研修会を行い，実践的な記録の書き方についての学習を進めている	保健師記録への関心が保健師自身の中で高まり，2年間継続して記録の研修会が行われている
F県 2002.8	保健師の考えや行為が記録として残されていないとの保健師自身の悩み	県内の全保健師 年3回	県内すべての保健師を対象に，2002.8より3回にわたり研修会が実施され，ほぼ全数の保健師が基本コースの受講を終了	①研修の中で，現在の記録の問題点を再認識し参加者と共有できたこと，さらに「よりよい記録のモデル」や供覧システムづくりが記録の改善にとって重要であることに，受講者自身が気づき，改善の意識が高まった ②今後の課題として，「改善した実践例を共有」と，「個人レベルでの表現能力」や保健師の「思考過程にそった考える力の育成」が大切との課題を見つけている
G県 2003.1	情報開示できる記録にしたい	年度末，2回連続研修	2か月おいて2回の連続研修を計画した。基本的な講義・演習のあと，日々の実践で客観的に書くこと，Plan/Do/Seeで書くことにトライし，試行錯誤の結果を2日目の研修で発表しあい，講師からのQ＆Aで実践的な研修をした	①具体的に書くことについて経験から学んだ ②情報整理の大切さを学んだ ③見たことを全部書かなくてもよいことを学んだ ④事例で展開して保健師の判断は難しかった ⑤今後は各職場で事例検討し，さらにわかりやすく書くことや保健師の考えたことを率直に表せるようになりたいと考えている

思います。記録改善の取り組みは保健師の課題のみならず，保健福祉行政機関の課題でもあるからです。

　ここで記録改善の実践事例を紹介します。**表1**には7つの例があります。それぞれ実施主体や主催者，開始時期，きっかけや動機，改善内容，そしてその効果と課題についてまとめています。この実践事例からわかることは，情報公開法の施行に関連して，それを対策だけにとどまらず1つの契機として利用していることです。実施方法は，都道府県レベルで保健師を対象に何回も集中的に研修会を行ったり，職場で自主的に委員会を立ち上げたり，個人のレベルでサークルをつくるなど，情報公開に関する世論の盛り上がりに後押しされて，保健師自身の関心が急速に高まってきているといえます。

　いずれにしても，記録の改善に向けた取り組みを早急に行う必要があるという状況であることは確かなようです。組織としての課題と個人レベルの課題をかみ合わせながら，研修や学習会を通して記録の重要性に関する意識を高め，そして現場で記録改善の実践例を共有し，さらに新たな実践を作り出す組織としての供覧や管理システムを整備していくことが求められています。

付録1　看護記録様式の紹介

　看護記録とは何かという概念・定義はいまだ曖昧で模索状態だといわれていますが[1]，看護記録の様式はこれまで盛んに議論され，さまざまな取り組みがなされてきました。日本での看護記録の変遷を眺めてみると，大きく3期に分けられます[2]。「経時記録中心の時代」「POSが日本に紹介され，浸透していった時代（1969～1989年）」「看護診断（1980年代～），クリティカル・パス（1995年～），フォーカスチャーティング（1996年～）の時代」です。

　ただし，これらの新たに導入された記録様式は，どれも臨床の看護記録として試みられたものです。保健師記録については，『保健婦雑誌』の連載（2002年1月号）で振り返ってみたように，経過記録に新たな考え方や様式を持ち込む取り組みは見られませんでした[3]。結核カードや母子カードは，全国レベルで記録の雛形が作成され，各都道府県や市町村などで改良が加えられています。しかし，これらはチェック項目の工夫であり，保健師の視点を記載する経過記録の工夫ではありませんでした。

　経過記録の内容や様式が問題になってきたのは，精神障害者への支援が本格的に開始された1970年代以降です。長い支援経過をどのように記すかは大きな課題であり，雑誌特集なども組まれ，POSを導入するなどの新しい挑戦も紹介されています[4]。しかし，これらの報告は取り組みの紹介や提言に終わり，全国的な記録様式のムーブメントにはつながりませんでした。臨床で起きたような大きな変化は，保健師記録を題材にしては生じなかったのです。

　その理由については明らかではありませんが，これまで保健師記録が活動評価に用いられず，支援の根拠に使われることがなかったことが原因の1つではないかと考えられます。評価や根拠として必要とされなければ，保健師が記した記録内容の妥当性が議論されることもないし，業務上の訓練として記録スキルが取り上げられることもないでしょう。

　裏返せば，これはいま保健師記録の質が問われている理由を示してもいます。保健師が根拠にもとづいた活動を志し，また一方で，行政の責任として情報開示という新しい要請に応えなければならなくなったのです。情報収集や観察によって住民の生活を見守ることが主だった時代から，得た情報や観察に基づいて最適な支援を実施し，その結果を評価する時代へと変わり，その変化に伴って記録のスキルが保健師の課題となってきたともいえるでしょう。

記録様式によって何が変わるの？

　このように考えると，保健師記録に定まった様式がなく，保健師がPOSでは書きにくいと感じるのも当然といえます。問題解決思考に基づくというPOSの特徴に慣れていないのであれば，SOAPで書くのは難しいでしょう。現場で記録について学習する機会がなく，記録の研修を受けたとしても臨床の看護記録の研修でしかなければ，実際に扱っている地域の現象に応用することは簡単ではありません。地域を題材とした記録の教育・訓練が，現任教育として必要だといえそうです。

付録1　看護記録様式の紹介

地域を題材としたというところがポイントであり，本書でもこだわっている点ですが，今回はまず，日本看護協会の『情報開示のガイドライン』[5]にも示されている代表的な3つの記録様式，経時記録，POS，フォーカスチャーティング，の特徴を解説しておきたいと思います。それぞれの長所・短所を**表1**にまとめました。

■経時記録

家庭訪問や各種の相談を行うなかで最も多くの保健師が用いているのは，2号用紙を用いた経時記録ではないかと思います。経時記録は形式が自由で書きやすい点が大きなメリットです。保健師が考えたこと，見たこと，判断したこと，助言したことなどを，思いついたままに書いていける様式です。

しかし，そこに大きな落とし穴があります。それは，事実と判断とが入り混じってしまう，長くなってしまう，文脈が明確でないため，記載内容を理解するにははじめからよく読まないとわからない，書き手のその場での思いが前面に出て，継続したポイントで記載されないなどです。これは自由である反面のデメリットです。つまり，書き手が書いたことが重要な情報となり，書き手にすべてが委ねられているというわけです。

しかし，この柔軟性は明らかなフォーマットがなくても変化を加えることができるという強みがあります。そのため，見出しをつける，書く内容ごとの記号をつける，ペンの色を変えるなど，一定のルールを決めて書くことができ，すぐに改善することも可能です。

■POS

では，POSはどうでしょうか？POSは書き方が細かく規定されている記録様式です。経時記録のような自由度は持ち合わせていません。

POSの記録システムの中核は，経過記録であるSOAPノートです。これは，あらかじめ明確化された看護問題を＃1○○○，＃2△△△と示し，その問題を解決するケアプランの実施を記載していく，というものです。看護問題解決のための実践過程を記載するのです。当然，＃を付してあげた看護問題以外については書けないし，ケアプランがないとその評価もできません。

POSのメリットは，看護問題にあげた事柄については詳細な看護過程が展開できることです。問題がいつ解決したかも明記されますし，ケアプランの有効性を示すこともできます。保健領域でも，難病など，保健師がケースごとに，何が支援されるべきか，何を求めているかといった利用者の問題を明確に把握している場合には，使いやすいでしょう。長期にわたる支援を1か月，3か月などの期間で振り返りサマリーを作成するときにも，問題ごとに経過が記載されるため要約しやすく，解決された問題もはっきりします。

しかし，たとえ難病ケースでも家族の問題で複雑化する場合や，精神障害の支援困難な多問題ケースなど，問題が特定できない，相手のニーズが不明確なときにはPOSは書きにくい様式です。流動的で，まだあやふやな問題をモニターして

表1　経過記録に用いられている記録様式とその特徴

	経時記録	POS	フォーカスチャーティング
特徴	●利用者の状態に焦点をあて、保健師の実施したことを中心に、時間を追って記載するもの ●利用者の状況と行った看護を叙述的に記載する	●1969年に米国のWeed博士が提唱し、日本には1973年に日野原重明氏、岩井郁子氏によって紹介された ●問題解決思考にもとづき、利用者が持つ問題を明確にし、その問題を解決するために計画立案、看護の実施、評価を行う、いわゆる看護過程の展開を反映したものである ●データベース、問題リスト、初期計画、経過記録、サマリーなどからなる ●経過記録の構成要素は、S(主観的情報)、O(客観的情報)、A(アセスメント)、P(計画)の4つ	●1981年に米国ミネアポリスのEitel病院のSusan Lampeによって記録時間の短縮と看護師の判断や言動を生かす記録として開発された ●問題解決にとらわれず、利用者の良い点や持っている力を使って、より利用者の望む方向へ支援するという思考で記述する ●フォーカスをあてるのは、①現在の関心・行動、②利用者の状態・行動上の変化、③利用者の治療における重大な出来事 ●構成要素は、フォーカスに関連したD(データ：利用者の情報)、A(アクション：保健師の判断、ケアの実施、計画)、R(レスポンス：利用者の反応)
長所	●保健師と利用者のやり取りを記録できる ●保健師の行為が明確にわかりやすい ●時間を追った記録であり、経過がわかりやすい ●幅広く詳細に、または短く焦点を絞って、自由に状況と判断を書くことができ、書きやすい	●利用者の問題別に記載されるため、記録のすべてを読む必要がない ●利用者の問題を把握しやすい ●問題を系統的・分析的に記述することができる ●問題状況が解決したかどうか判断しやすい ●問題の経過を追うため、看護の効果を評価するのに有効である	●シンプルで柔軟性がある ●看護問題にあがらないいさな変化や利用者の気がかりを拾うことができ、利用者の個別性が反映される ●利用者の反応に関心が寄せられる ●利用者と保健師の相互作用が見えてくる ●焦点をあてた事実から保健師の行為が引き出される ●利用者の反応から実施したケアが評価できる ●どの専門職種も記載できる
短所	●利用者の状態の変化を知るには、すべての記録を読まねばならず、利用者把握に時間がかかる ●記録の主題が不明瞭なことがある ●業務実施報告として、保健師の行為だけが記録される場合がある ●保健師の行為が利用者のニーズにもとづいて実施されたのかどうか、が曖昧になりやすい ●記載のない項目は経過がわからない	●問題を探求するクリティカルシンキングの能力が必要 ●教育・訓練をしないと、アセスメントが書けない ●看護問題の実施行為を記載するには、工夫が必要 ●SOAPしか記録できない ●人間関係が書けない ●記録に時間がかかる	●書き方の教育と訓練が必要 ●記述的な部分が長くなり、経時記録に逆戻りしやすい ●フォーカスの妥当性を検証する必要がある ●A(Action)をSOAPのA(Assessment)と混同しやすい ●医師の指示や他職種からの情報の記載法を迷うことがある ●利用者との対話をそのまま書きがち ●指導できる人材が不足している

いくには，POSでは限界を感じるかもしれません。住民によってはニーズを表出できない，もしくは表出しない場合もあります。そのようなとき無理に「これがこの人たちが抱える問題だ」と看護問題をあげてしまうと，サービス提供側からの一方的な否定的な表現になってしまい，利用者・住民からの納得は得られないという事態にもなりかねません。つまり，POSを用い看護問題をあげる場合には，誰もが納得できるような系統的で科学的な根拠が求められます。問題を特定するための症状や徴候などの条件が出そろうことが必要となるのです。つまり，看護問題は共通言語化された系統的なラベルであり，「これらの条件がそろうと，この問題があげられる」という体系に基づいているのです。

■フォーカスチャーティング

最後にフォーカスチャーティングを見てみましょう。この記録様式は保健領域ではあまり馴染みがないかもしれませんが，経過記録を工夫するなかでフォーカスチャーティングを使用している保健師もいるようです。

フォーカスチャーティングは，利用者の言葉や行動に焦点をあてるところからスタートします。このフォーカスとしてあげる内容は，看護問題のような明確な根拠がなくても構いません。いま利用者が気にしていることとして注目すればよいのです。その根拠となった利用者の言葉・行動をデータに記します。そして，それに対して保健師が行った助言・支援をアクションで明記し，その結果として利用者の言葉，態度，表情，行動などの反応を，レスポンスに書きます。たとえば，利用者は保健師の助言内容を十分理解したのか，返事だけだったのか，動機づけられたのか，やる気があるのかないのか，などです。

このようにフォーカスチャーティングは，利用者の反応から保健師の助言・支援の妥当性が記録で確認できる点が特徴的です。フォーカスという考え方は，利用者の言動に焦点をあて，つねに利用者が発信する情報を根拠にし，しかも利用者の反応から保健師の実践を評価することに力点があるのです。まさしく，利用者中心の志向です。

欠点としては，フォーカスチャーティングも経時記録と同様に，記載者によって記載内容が左右される点があげられます。何を焦点化するかは，保健師が何に着目するかにかかっているからです。ただし，経時記録と違い，その根拠がデータとして示されます。つまり，読み手がなるほど，利用者はそれを求めているのだと納得できる情報（事実）が記されていれば問題はありません。また情報不足であれば，これが利用者のニーズなのだろうかと再アセスメントすることも可能です。ただし，焦点のあて方が記載者によって変化することに変わりはないので，利用者の本質的なニーズ・問題を把握するには，フォーカスを積み重ねていかねばなりません。したがって，一定の期間で記録を振り返る必要があります。

■POSとフォーカスチャーティングはどこが違う？

では，もう少し具体的に記録様式の種類による書き方の違いを見ていきましょう。精神相談のインテーク面接記録を，POSとフォーカスチャーティングで書

いてみました(図1, 2)。

　ここでの大きな違いは，まず問題のあげ方です。

　POSのSOAPノートでは，＃1として「病識欠如による治療中断および病状悪化のパターン化」とあげ，考えられる"原因"と"結果"を表現しています。また＃2として「家族の非効果的治療計画管理」という1つの診断ラベルを用いていることで，問題を特定化しわかりやすくしています。問題を見れば，この人がど

図1　相談事例のSOAPノートの展開

○○年	○月△日(月) 15：00 ～ 16：00
＃1	病識欠如による治療中断および病状悪化のパターン化
S	「以前からの腹痛が軽減したので働きたい。仕事を紹介してほしい」「兄弟らが自分を監視する，邪魔者扱いする，母が自分のために残してくれた自宅を取り上げようとする」と訴える。
O	病状経過，家族背景，関係性については，基礎情報シート1号紙参照。仕事先での暴言，多量の買い物，多額の借金が原因で，21歳入院中に離婚。32歳のときに母親が死亡し，その後1年間1人暮らしをする。アルバイト経験あるが「薬は体に悪い」と思い服薬中断し，再入院。見た目は落ち着いた印象だが，まとまりなく感情的に話す。
A	病歴では，服薬中断による病状悪化(暴言，浪費，被害妄想)を繰り返している。薬，病気管理に関する知識が乏しい。現在も被害妄想の可能性あり。治療中断していることも考えられる。現段階では，病状が不安定，周囲と円滑な関係を作れないことから，就労は難しく，まずデイケアなどで病状・生活の安定化を図る必要がある。本人らしい生活を送れるような支援が必要だが，どの程度自立した生活ができるかは情報不足である。
P	①主治医と就労，一人暮らしの可能性を相談し検討する。 ②デイケアを紹介し，そこで経験を積むことを勧める。 ③服薬・治療継続の必要性を説明する。 ④生活能力把握のため，家庭訪問を計画する。
＃2	家族の非効果的治療計画管理
長兄よりS	「病院は通院中で主治医との関係も悪くない」「精神的に安定しているし，ぶらぶらしているのもかえって良くないので，働いて自立してほしい」「本人は経済的には貯金を食い潰している状態」「家族がいるので本人を長くは置いておけない」と話す。
O	本人と長兄でいい争う場面あり。本人が話している途中で「空き巣は入ってないだろう。鍵はきちんとかかっていた」と兄がいい，本人が「お茶の道具がないし，知らないジュースがあったもの！」といい返す。これまでの経緯は1号紙参照。35歳から兄弟の家を転々とし世話をしてもらっている。
A	同居家族と本人との間に緊張関係があり，現状は本人にとって好ましい環境とはいえない。兄を含めて家族が病気を理解し，効果的な関わりを持つことができるように支援する必要がある。ただし，長兄家族には負担感があり，長期的には本人が自立できる方向へ支援するほうがよいのではないか。
P追加	⑤本人・長兄に，以下のことを助言し，情報提供する。 ●仕事や一人暮らしは，まず医師に相談し判断する。 ●仕事の紹介は職業適性相談所やハローワークが行っているが，まずはデイケアで実績を作るほうが良い。 ●本人の経済的自立に関しては，成年後見人制度なども考えられる。
長兄との合意	主治医に相談した結果は，保健師へ連絡すること。　　　　　　　　　　　長江

んなことに支障をきたしているのかわかります。この事例の場合は，問題を2つに分けています。本人の病状管理の問題と治療環境としての家族の関係性の問題です。同時に原因を出していますので，対策も意図的に出すことができます。そしてその問題を根拠づける情報をS(主観的情報)とO(客観的情報)で示していくのです。

それに対してフォーカスチャーティングでは，「主訴・現状の把握：『兄のところより，自宅に戻り1人で暮らしたい。仕事を紹介してほしい』と長兄と来所相談」というように，問題を特定したラベルではなく，対象者の言動に注目しています。まず来談者は2人で，来所相談であることを押さえ，来談者がしたいと訴えたことに焦点をあてて「利用者の関心事」を描き出しているのです。この例では，その面接で話題の中心となったテーマが「フォーカス＝焦点」となっているので，そのテーマにかかわる主要なデータを本人と長兄の言動などからピックアップし，根拠として記載していきます。

次の相違点は，保健師が実施した内容を書く位置と，アセスメント，レスポンスの扱い方です。

図2　相談事例のフォーカスチャーティングでの展開

○○年	○月△日(月) 15:00〜16:00
F	主訴・現状の把握：「兄のところより，自宅に戻り1人で暮らしたい。仕事を紹介してほしい」と長兄と来所相談。
D	病状経過，家族背景，関係性については，基礎情報シート1号紙参照。
	「仕事を紹介してほしい」「兄弟らが自分を監視する，邪魔者扱いする，母が自分のために残してくれた自宅を取り上げようとする」と訴える。
兄より	「病院は通院中で主治医との関係も悪くない」「精神的に安定しているし，ぶらぶらしているのもかえって良くないので，働いて自立してほしい」「本人は経済的には貯金を食い潰している状態」「家族がいるので本人を長くは置いておけない」。
	本人と長兄でいい争う場面あり。見た目は落ち着いた印象だが，まとまりなく感情的に話す。
A	本人・長兄に，以下のことを助言し，情報提供する。
	①仕事や一人暮らしの相談は，まず医師に相談し検討するのが良い。
	②保健センターの精神科医師の相談日とデイケアの紹介を行う。
	③仕事の紹介は職業適性相談所やハローワークが行っているが，いまは病状が不安定で周囲と円滑な人間関係を作るのが難しく，まだ早い。
	④経済的自立に関しては，成年後見人制度なども考えられる。
	これまでの経緯では服薬・治療の中断による病状悪化があり，就労や一人暮らしに必要な生活能力は不明点が多く判断できない。長兄といい合う場面では感情の起伏もあり，精神症状として妄想や幻覚が出現している可能性もあり，継続的な関わりを持ち，病状を把握する必要がある。世話をしている長兄家族にも事情がありそうである。
R	本人：「保健センターでは仕事の相談はできないのですか？」と期待外れな様子。14日の精神相談は兄と来所することを約束する。
A/P	21日ごろ，生活能力把握の目的で家庭訪問を計画する。　　　　　　　　　　　　長江

SOAPノートのAはアセスメントですから，ここにセルフケア能力の低下の程度，疾患の状態，生活環境，セルフケア能力を阻害している要因・環境，必要な支援など，保健師がアセスメントした内容を書いていきます。そしてプランに，実施した助言や今後の計画を書きます。ここでは利用者がどう受け取ったかという対象者の反応は，あまり記述されません。POSでは，保健師がどう判断し，何を今後支援するつもりかが最も大切にされているのです。

　フォーカスチャーティングのAはアクションです。アセスメントではなく，保健師が行った助言・支援がまず書かれることになります。フォーカスチャーティングでは，基本的にアセスメントは書きません。フォーカスしたこととDARとの関連性でアセスメント内容は示されるからです。しかし，アセスメントを書いておきたいときもありますので，その場合はアクションのあとに記載します。例では，保健師の助言内容のあとにアセスメントを書いています。

　フォーカスチャーティングの長所であり，とても大切なことは，次にレスポンス（R）を記載することです。例では，保健師が行った助言・指導を対象者がどう受け取ったかを，本人と長兄の言動や合意事項で示しています。このレスポンスがあることで保健師の独り善がりを防ぎ，また助言内容を対象者が認知しているレベルを，読み手と書き手で共有することができます。レスポンスを書くということは，書き手に自分の支援の評価を意識させ，対象者の反応を注意深く観察するよう促し，また利用者中心志向を定着させることにも役立ちます。そのため，フォーカスチャーティングは教育的な記録様式であるともいわれています。

【引用・参考文献】
1）特集「日本版フォーカスチャーティングを活用する——一歩差がつく実践編」．月刊 nurse data, 19(10), 1998.
2）長江弘子：訪問看護ステーションにおける記録の現状と問題—日本における看護記録の変遷を踏まえながら．訪問看護と介護, 4(9)：687-698, 1999.
3）長江弘子，ほか：歴史を振り返ると見えてくる保健婦記録の論点．保健婦雑誌, 58(1)：62-71, 2002.
4）三品照子，ほか：特集「訪問記録を通して保健指導を検討する—神奈川県大和保健所管内保健婦の活動から」．保健婦雑誌, 33(11)：2-43, 1977.
5）日本看護協会（編）：看護記録の開示に関するガイドライン．日本看護協会出版会, 1999.
6）長江弘子：在宅ケアにおけるフォーカスチャーティング．臨床看護, 23(14)：2285-2289, 1997.
7）岩井郁子，ほか：座談会「看護記録の現状を切る」．看護学雑誌, 56(5)：402-416, 1992.
8）笹鹿美帆子：看護記録の標準化に向けての取り組み．エキスパートナース, 13(13)：30-36, 1997.
9）村嶋幸代，ほか：アウトカムをベースに開発されたホームケア用の記録様式とその比較．看護研究, 30(5)：47-63, 1997.
10）友安直子：在宅における看護援助の効果．インターナショナル・ナーシング・レビュー, 22(2)：29-33, 1999.

付録2　記録様式のフォーマット例

■精神保健

基本情報記録

		氏　名	続柄	生年月日	職　業	収入	同居有無	保護者に○	備考
家族状況	1								
	2								
	3								
	4								
	5								
	6								

| 家族関係 | 既往歴 |
| | 病状経過 |

| 生活歴 | |

経　済	
医療費	
住　居	
信　仰	

経過記録

相談記録	年 月 日（ ） 時間　～						
相談者（　　　　　　　） 相談方法（訪問・面接・電話）対象者（　　　　　　　）								
目的							
主訴							
状況・観察 したこと							
分析・判断							
援助内容・ 対応							
相談者の反応							
相談者との 合意事項							
今後の計画・方針							
特記事項	（記録者：　　　）					
供覧		課長	保健指導 係長	専任係長 業務担当	地区担当	

付録2 記録様式のフォーマット例

サマリー

担当期間	年　月　日　〜　年　月　日	事例氏名		NO.
相談内容	主訴		家族関係図	

これまでの経過					
年月	症状	治療	日常生活状況	社会交流など	実施した内容 その他

サマリー(つづき)

関係機関, 関係者の 動き	
現在の 治療方針	医療機関名　　　　　　　　　　　主治医
現在の 支援内容と 今後の課題	
緊急度と 支援計画	緊急度 　　緊急な問題なし 　　　理由 〔　　　　　　　　　　　　　　　　　　　　　　　　　　　　〕 　　緊急な対応必要あり 　　　生命の危険・自傷他害・家族の消耗限界・二次的問題の派生危険・その他 　　　理由 〔　　　　　　　　　　　　　　　　　　　　　　　　　　　　〕 介入時期 　　今日中・明日中・3日以内・1週間以内・1か月後・その他（　　　　　　） 介入方法・支援計画（短期計画・長期計画）
サ イ ン	部　長　　　　　　　　　課　長　　　　　　　　　係　長 新担当　　　　　　　　　前担当

付録2 記録様式のフォーマット例

■母子保健

基本情報記録

<table>
<tr><th rowspan="2">家族状況</th><th></th><th>氏　名</th><th>続柄</th><th>生年月日</th><th>職業</th><th>収入</th><th>同居有無</th><th>保護者に○</th><th>備考</th></tr>
<tr><td>1</td><td></td><td></td><td></td><td></td><td></td><td></td><td></td><td></td></tr>
<tr><td></td><td>2</td><td></td><td></td><td></td><td></td><td></td><td></td><td></td><td></td></tr>
<tr><td></td><td>3</td><td></td><td></td><td></td><td></td><td></td><td></td><td></td><td></td></tr>
<tr><td></td><td>4</td><td></td><td></td><td></td><td></td><td></td><td></td><td></td><td></td></tr>
<tr><td></td><td>5</td><td></td><td></td><td></td><td></td><td></td><td></td><td></td><td></td></tr>
<tr><td></td><td>6</td><td></td><td></td><td></td><td></td><td></td><td></td><td></td><td></td></tr>
</table>

家族関係		既往症

生活歴・学歴・職歴	

経　済	
医療費	
住　居	
信　仰	

経過記録

日　　時	年　　月　　日（　）時間　　：　～　：		
相 談 方 法 対　象　者	（訪問・面接・電話） （　　　　　　　　　　）	相談経緯	
相　談　目　的			
相談者の主訴			
状況および観察したこと S（主観的情報） O（客観的情報）			
保健師のアセスメント			
支援内容（助言・指導）			
今後の計画・対象者の 反応・同意			
特　記　事　項			
記 録 閲 覧 確　認　欄	保健所長	課長	係長	担当保健師				

153

付録2 記録様式のフォーマット例

会議用基本情報記録

平成___年___月___日	文書番号：NO._____
記載者氏名：_____	所属機関名：_____

基礎情報							
被虐待児	氏名（フリガナ）		男・女		住所		
	生年月日	平成___年___月___日			年齢		
	就学状況	未就学／_____　保育園 ・ 幼稚園 ・ 小学校 ・ 中学校 ・ 高校　___年___組　担任：_____					
家族	氏名	年齢	性別	続柄	職業など	特記事項	家族関係図・養育者間の関係図

養育（者）の状況		
養育者の生活	氏名	養育状況・就労状況・生育歴など
虐待の事実		
健康		
養育環境	住居	戸建て ・ マンション ・ アパート ／ 所有 ・ 賃貸　家賃：_____円
	経済	●生計維持者(続柄)： ●主な収入： 給与 ・ 年金 ・ 生保 ・ その他 ●経済状況：
	社会的交流 友人・近隣など	

会議用基本情報記録(つづき)

		児の状況	
発育・発達の状況	身体発育	□身長：_____cm,　　体重：_____kg,　　　カウプ・ローレル指数：_____ （平成_____年_____月　測定）	
	妊娠中 分娩	□経過：健康・異常あり（　　　　　　　　　　　　　　　　　　　　　　　　　　　　） □分娩：正常・異常あり（　　　　　　　　　　　　　　　　　　　　　　　　　　　　）	
	健診状況	□乳児健診：受診（未受診・済み）結果（　　　　　　　　　　　　　　　　　　　　　）	
		□1.6歳児健診：受診（未受診・済み）結果（　　　　　　　　　　　　　　　　　　　）	
		□3歳児健診：受診（未受診・済み）結果（　　　　　　　　　　　　　　　　　　　　）	
		□その他	
	発達	□言語： □社会性： □運動：	
生活状況	食事		
	排泄		
	清潔		
	睡眠		
	生活リズム		
	その他		
病歴	現病歴 既往歴	かかりつけ医・連絡先：	

虐待リスクアセスメント表：
虐待重症度アセスメント表：

	支援体制と経過			
通告				
関係機関の支援経過	関係機関名	担当者名・職種	支援の経過	備考
問題点				
会議で検討 したいこと				

※本会議録の原本は○○課○○係で保管し，○○保健センターでも個人記録として保管する。

付録2 記録様式のフォーマット例

会議録

会議名			月日	年　　月　　日　　AM・PM
			場所	

参加者	所属機関（職種）	氏名	所属機関（職種）	氏名

事例提出の理由	

討議事項 1. 事実確認 2. 合意事項	

対策	緊急介入の判断	■緊急介入必要性：　有・無
	関係機関の役割 いつ 誰が 誰に 何を どのように 役割分担	

供覧	部長	課長	係長	担当	担当	担当		記載者

■グループ支援

グループ活動報告書

日　　時	平成　年　月　日（　曜日）　　～		
グループ名		参加人員	名（欠席　名）
会　　場		特記事項	
報　告　者			
プログラム			

評価・感想

連絡事項

※サンプルは記載者がメンバーである場合を想定

付録2 記録様式のフォーマット例

グループ活動支援記録

支援対象						
グループ名			会場		天気	
日時	年　月　日（　曜日）　～		参加者	名（欠席　　名／見学　　名）		

支援内容					
今回の支援計画					
支援者名（職種）役割					
プログラム					
トピック					
グループの雰囲気	全体の雰囲気	明るい / 暗い	開放的 / 閉鎖的	安心 / 不安	状況：
	参加者の態度	積極的 / 消極的	自主的 / 受身的	協調的 / 孤立的	状況：
	その他				
グループの成熟度	会場設定	自立・要支援（状況：			）
	会の進行	自立・要支援（状況：			）
	情報伝達	自立・要支援（状況：			）
	リーダーシップ	自立・要支援（状況：			）
	メンバーシップ	自立・要支援（状況：			）
	その他				

今後の支援計画	
支援スタッフへの要望	今後のグループ支援計画

記録者（職種）		供覧	部長	課長	係長	担当

158

デイケア記録（グループ記録）

日　時	平成　　　年　　　月　　　日(　　)　　　～		記載者	
出席者	メンバー　　　名（欠席者：　　　名）			
	スタッフ　　　名（　　　　　　　　　　　　　　　　　　　　　）			

計画		実施
テーマ		
目　的		
予定プログラム		実施プログラム

実施

評価

連絡事項

供覧	部長	課長	係長	担当	担当	担当		記載者

付録2 記録様式のフォーマット例

デイケア記録(個人記録)

メンバー氏名	
利用目的	

概要	状況・本人の感想	今後について
日　時： プログラム： 役　割： 記載者：		
日　時： プログラム： 役　割： 記載者：		
日　時： プログラム： 役　割： 記載者：		
日　時： プログラム： 役　割： 記載者：		

_____月の経過と課題
出席状況(_____回/_____回中)：記載者

供覧	部長	課長	係長	担当	担当	担当		記載者

デイケア記録（参加継続・終了の評価記録）

基礎データ		
氏　名		家族構成
住　所		
生年月日	年　月　日（　歳）	
病　名		
医療機関		

デイケア参加状況（別紙　デイケア出席簿参照）	
参加目的	
出席状況	回／　　回参加（出席率：　　％） 欠席理由：
スタッフとの関係	
他メンバーとの関係	
グループ内での役割	
デイケアプログラム	

家庭での状況・家族の意見	
把握方法	
把握内容	

今後について			
本人の意見			
スタッフの意見	デイケア担当保健師	継続・終了	
	地区担当保健師	継続・終了	
	主治医	継続・終了	
話し合いの結果		継続・終了	

供覧	部長	課長	係長	担当	担当	担当	記載者

表　区切り記号の種類と意味

記号	記号の名称	意味
；	セミコロン	コンマより強く，ピリオドより弱く区切りをつけたいときに使用 **例** ○○と指摘されている；4頁，8行目。
：	コロン	区切りをつけるほか，記号に続く文章が，そこまで叙述の詳細，説明，要約であることを示す
・	ナカグロ ナカテン	並列，並列連結を表す記号 **例** 図・表の使い方
―	ダッシ	形式ばらない場合に，括弧やコロンの代わりに使用される **例** 読みにくい文や文章―総じて難読文と呼ぶ―の読みにくさの要因を検討しよう。
…	リーダー	「以下，同じようなものが続くが，省略する」あるいは単に「以下省略」を表す記号
( )	パーレン	
[ ]	角カッコ ブラケット	
{ }	ブレース	会話文を括弧ではさむ 他の文章または文からの引用に使用 1つの考え，観念をはっきり浮き立たせて書く
「 」	カギカッコ	
『 』	二重カギカッコ	
〈 〉	山カッコ ギュメ	

あとがき

　「こう書けばわかる！保健師記録」の連載は，現場の保健師からの呼びかけで"明日から役立つ記録の書き方を考える"をモットーとする有志の勉強会が発端です。当初，誰が連載をすることなど考えたでしょうか。勉強会が3年間続くなかで，誰からともなく，この成果をみんなに知らせたいという気持ちが湧いてきたのです。それはとりもなおさず，記録の勉強会は"元気がでる保健師"を作り出していたのだと思います。記録は，地道で誰もが大切と思う日常業務でありながら，取り上げられずにきた実践領域です。勉強会に参加した保健師は実践と記録を見直すなかで，多くの語りつくせない実践の宝が記録のなかに埋もれていることがわかったのです。あらためて，記録から保健師活動とは何かを見つめ，多くのことを学ぶことができたのだと思います。

　今，わが国では地方分権，行政評価という大きな流れのなかで，行政サービスのあり方やその意味が問われています。今後，国の流れを読みとりながら，住民や行政内の他職種に「保健師活動の効果」を示さねばなりません。これは情報開示も同様です。情報開示だからわかりやすい客観的な記録が大切なのではありません。記録は，サービスの質を保証するための根拠となるものです。保健師記録は現場で働く1人ひとりの保健師が行ったサービスを住民に示すものです。だからこそ，保健師活動の実践が見える記録として，整理されなければならないのです。

　この連載に共感し，保健師記録の改善に取り組みはじめた自治体も少なくありません。私たちは多くの自治体の研修に講師として参加するなかで，記録を介して保健師が実践能力を育てていこうという熱意を感じてきました。

　2004年の記録研究会は「保健師が記述する生活の視点とは何か」という新たなテーマでスタートしました。次の課題は，保健師記録の記述から活動の効果を示す指標を現場とともに創り出していくことだと思っています。これからの新しい記録システムは現場の保健師が創り出すものです。

　本書ができあがるまで，多くの方に支援をしていただきました。記録研究会に2年間参加いただき，連載をあたたかく見守ってくださった医学書院の安部耕司さんに，こころから感謝いたします。安部さんが来てくださることで，くじけそうなときも原稿にすることができました。また本書を仕上げるにあたり，編集作業を支援いただきました綿貫桂子さんに深く感謝いたします。

　　2004年3月

著者ら

索引

欧文

Do　16, 29, 54, 102
O（客観的情報）　60
OECD（経済協力開発機構）　4
PDCA サイクル　126
Plan　16, 29, 102
Plan/Do/See　27
POS　28
S（主観的情報）　60
See　16, 29, 102
SOAP ノート　147

あ行

ありがちな記録　57

意見　34
　──と区別　35
医療法　5
インテーク面接　44
インフォームド・コンセント　4, 115

英国看護・助産・訪問看護中央審議会
　（UKCC）　5
エコマップ　49

か行

会議録　75
開示　2
改善目標　137
ガイドライン
　──，病院看護記録　10
　──，文書管理　22
　──，訪問看護記録　10
　──，保健師記録　10
書き終えたら　57
書き方のコツ　42
書き方のポイント　30
書き始める前　53, 63
確認文書　77
課題解決型・啓発型グループ　89
活動評価　126
家庭訪問　59
　──の目的　65
関係性を吟味　77
看護記録　3
　──およびその管理の基準　5
　──の構成要素　19
観察項目　59

観察，生活状況の　34
管理，保健師記録の　120

記載項目　71
記載内容　21
記載要領　93
記載例　108
　──グループ　93, 96, 103, 107, 110
　──精神　46, 52, 55, 80
　──母子　61, 62, 63, 66, 72, 76
基礎情報　51
　──，保健師記録　19
基本コンセプト，保健師記録　29
基本情報シート　71
虐待の事実　74
虐待の事実関係　62
客観的事実　133
客観的に書く　37
行政の責任追及　7
業務改善　137
業務実績　127
業務上の位置づけ　14
供覧　121
供覧システム　121
記録改善の実践事例　140
記録
　──の意義　15
　──の概要　53
　──の記載者　93
　──の具体例　59
　──の質　33
　──の果たす役割　21
　──のポイント　92
　──の保管　78, 122
　──の目的　15
　──を書く目的　112
記録管理　7, 8
記録内容　44
記録様式　27, 44
緊急介入の判断　63
緊急介入の必要性　77

グループ
　──の支援記録　92
　──の成熟度　88, 98
　──の成長　87
　──の成長・自立　92
　──の雰囲気　92, 97
　──の変化　88
　──の目的　88
グループ運営　112
グループ記録の記入例　102

グループ支援事業の展開過程　101
グループ支援の評価指標　87
グループダイナミクス　105, 112
グループ分類　88
グループメンバー記録　108

経過記録，保健師記録　19
計画，保健師記録　19
経時記録　144
結核登録票　11
結核予防法　11
権利義務　7

行為や言動　67
公文書　7, 75, 117
公文書開示制度（情報公開条例）　116
9つの要素，Plan/Do/See　30
個人記録　108
個人情報　118
個人情報保護条例　2
個別支援の自己評価　79
根拠　41

さ行

作成，保健師記録の　120
サマリー　78
　──の記入要領　82

支援関係　79
支援経過　75
支援計画　67
支援行動計画　97
支援内容　67, 75
　──の評価と計画　97
支援の効果　79
時系列　52
思考過程　7, 16
事実　35
　──と意見の区別　47
　──の確認　75
　──の収集　54
実施項目　104
実践活動の証拠　17
指導・助言　67
住民活動型グループ　89
主張　41
守秘義務　122
症状や兆候　59
情報開示　6
情報共有　70
情報公開条例（公文書公開条例）　2

165

情報提供内容　67
情報の共有化　6
情報の吟味　65
初期対応　62
事例検討会　71
診療記録　2
診療情報開示　2

生活の場　33
生活を記す視点，保健師の　33
政策評価　129
成長プロセス　92
説明責任　7

相談記録　44

た行

対象者
　——のニーズ　33
　——の反応　41
　——の反応や同意　56

地域組織活動浮沈図　95
チーム　85
地方分権　128
長期支援者の記録　78
治療支援型グループ　91

通達　11

定義　18
　——，保健師記録の　18
デイケアの目的　106
電話相談　59

東京都文書規則　8
登録票，記録事項　11

な行

日常生活の状況　74
日報・月報　128
日本看護協会のガイドライン　5
日本看護協会の業務基準　14

ネットワーク会議　70

は行

廃棄，保健師記録の　120
判断　133
判断根拠　36

否定的な表現　22, 36
評価記録（サマリー）　109
病棟雰囲気尺度　98

フォーカスチャーティング　28, 147
プライバシー法　4
文章の簡潔さ　40
文章の明快さ　40
文章の明確さ　40
文書管理規定　121
文書管理台帳　8
文書管理番号　121
文書規定　17
分類，保健師記録の　20

法的根拠　17, 88
保健サービスの質　16
保健事業　88

保健師
　——の意図　65
　——のねらい　88, 112
　——の判断　134
保健師記録　10
母子環境のアセスメント　59
母子保健法　12
本人の利益擁護　7

ま行

マッピング技法　49

見出し　40

面接記録　47

目標達成度　137

や行

役割分担　77

良い記録を書くための条件　34

ら行

連携会議　71
連携・協働　70

論理的な文章　41

わ行

わかりやすい記録のポイント　34